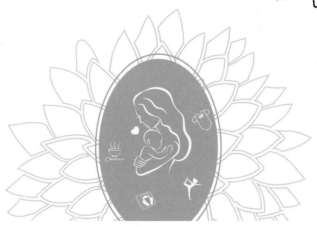

杨力谈
坐好月子不留病

老中医亲授的中医月子方案

杨力 著

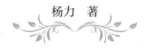

中国妇女出版社

图书在版编目（CIP）数据

杨力谈坐好月子不留病 / 杨力著. –– 北京：中国
妇女出版社，2017.6

ISBN 978-7-5127-1422-9

Ⅰ.①杨… Ⅱ.①杨… Ⅲ.①产褥期－妇幼保健－基
本知识 Ⅳ.①R714.6

中国版本图书馆CIP数据核字（2017）第027161号

杨力谈坐好月子不留病

作　者： 杨　力 著	
责任编辑： 王晓晨　肖玲玲	
封面设计： 尚世视觉	
责任印制： 王卫东	
出版发行： 中国妇女出版社	
地　　址： 北京市东城区史家胡同甲24号	**邮政编码：** 100010
电　　话：（010）65133160（发行部）	65133161（邮购）
网　　址： www.womenbooks.cn	
法律顾问： 北京天达共和律师事务所	
经　　销： 各地新华书店	
印　　刷： 北京通州皇家印刷厂	
开　　本： 165×235　1/16	
印　　张： 16.75	
字　　数： 148千字	
版　　次： 2017年6月第1版	
印　　次： 2017年6月第1次	
书　　号： ISBN 978-7-5127-1422-9	
定　　价： 45.00元	

坐月子的重大意义

序

中国人自古就非常重视产后坐月子，认为坐好月子会影响女人一生的健康。这在两千年前的西汉《礼记》就已有坐月子的记载。产后为何要坐月子？首先，怀胎生育对气血耗损比较大，所以产后必须进行调补，又因产后经脉空虚，如果不注重保养，易落下不少病根。再者，由于生理、心理都经历了比较大的负荷，所以产后好好在家休息是很必要的。当然，既要遵循老一辈人的传统经验，也要以现代科学为指导，才能科学坐好月子。再说"月子期"是女人一生中最为重要的身体康复时期，也是身体重塑的重要阶段。调养得好，身体更加健壮，休养失当，甚至可导致早衰。

坐月子期间的女性，要经受生理上的疼痛，心理上的焦虑等，所以有必要让我们趁着尚未生产之前，先了解下坐月子吧！做好准备，了解月子妈妈的变化，迎接女人初为妈妈那段最难忘的时光。

本书正是这样一本答疑解惑的书籍，它能够全面地教给新手父母必备的坐月子常识，而且本书的内容科学实用，汇集了我们大家最为关心的内容。权威专家指导，给月子妈妈42天的精心护理。能够让每一位产后新妈妈更好地调整自己，远离产后常见疾病。

本书还讲述月子好好不同阶段的饮食方案，提供全面、丰富的健康饮食，给新妈妈宝宝们最温馨的关照。

总之，本书就是希望帮助月子好好轻松度过坐月子这段特殊时期，早日回归美丽，与此同时指导你和你的家人更好地照顾新生儿，给新生宝宝最健康的护理。

最后，祝新妈妈和新宝宝们健康幸福！

杨力

2017.3.8日

于北京

C目录ONTENTS

CHAPTER 3

成功母乳喂养经

CHAPTER 4

细说产后瘦身和保养

CHAPTER 5

远离月子病

CHAPTER 6

私房月子餐

CHAPTER 7

答疑新妈妈坐月子

CHAPTER 8

轻松应对宝宝的第一次

CHAPTER 9

新生儿护理秘籍

CHAPTER 10

有关新生儿健康的问题

≫ 杨力谈坐好月子不留病

CHAPTER 1

做好准备，
分娩更顺利

心里不紧张，分娩才不痛

十月怀胎马上就要结束，面对分娩，每个准妈妈的心里总是有说不出的紧张，倘若老公在身边陪伴，多少还有安全感，但老公事业不能放，工作压力大，陪伴时间少，也不能经常给予安慰什么的，这些都或多或少地给准妈妈带来不小的心理负担。而心理负担对分娩过程中产生的负面情绪有直接影响，分娩时疼痛的感觉也就显得格外强烈，此时准妈妈更需要的是家人的陪伴、鼓励和耐心劝导，接下来我在这里列举几个缓解心理压力的方法。

担心分娩过程中发生意外

尽管先进的医学技术一再向公众宣传自然分娩的优势，可还是有很多面临分娩的准妈妈，一到医院就选择了剖宫产。究其原因，除了害怕分娩时的疼痛外，更多的是担心万一在顺产过程中出现意外，还要被迫进行剖宫产，与其有可能受两次罪，何不一次性做到万无一失呢？对于不可预知的突发状况，产前忧虑自是难以避免。

害怕分娩过程中不可承受的痛

可以说，这是所有缺乏分娩经验的准妈妈最担心的事。因为缺乏经验的缘故，再加上身边过来人的现身说法，都会加剧她们对分娩疼痛的恐惧，有些妈妈甚至在形容分娩疼痛时说犹如五匹马从不同方向撕拉身体，很多当妈妈的在聊天时经常会说"恨不得当时咬一口自己的老公"，足以见得分娩过程中的疼痛感是无可比拟的。

害怕生出的宝宝不健康

害怕生出的宝宝不健康，是如今大多数准妈妈最为恐惧的问题了，有的准妈妈甚至做噩梦，梦到自己生下了畸形宝宝，醒来后惊吓不断，对分娩就更加没有底气，产生不安的负面情绪，从而给腹中宝宝的健康也带来负面影响。

对于以上几种因紧张带来的负面心理，下面提供舒缓紧张的几个方法：

妙招一、准爸爸陪产

在条件允许的情况下，准爸爸进入产房陪伴准妈妈分娩，这可极其有效地缓解准妈妈的紧张感。而在没有条件的情况下，准爸爸就要充分利用好进产房前的这段时间，多给予作为爱人的爱抚和安慰，力所能及地替她擦汗，为她按摩，给她最大的精神支持，缓解她的不安。可以说，准爸爸是准妈妈心理和精神上最强有力的支持，这也是其他人无法替代的。

妙招二、掌握分娩知识

自古以来，恐惧源于未知，分娩时的紧张则源于对分娩知识的不够了解。毫无经验的准妈妈因为不了解分娩的过程而产生恐惧，因此准妈妈在怀孕期间就应该多看一些关于分娩的图书或文章，掌握了一定的分娩知识，准妈妈自然就会知道阵痛是基本的生产征兆，也就不会轻易地被恐惧占据整个心灵，不会胡乱猜疑从而给宝宝施加压力。

妙招三、稳定情绪

准妈妈们在面对生育问题时都会暗中为自己鼓劲，希望自己能够拥有健康的身体状况，能够承受分娩时带来的各种心理压力。分娩过程是每个准妈妈都会经历的过程，越是紧张害怕，就越会感觉到疼痛无比，越怕越疼，越痛越怕，构成了恶性循环。临近分娩，紧张的情绪也会影响产道扩张，该开的宫口达不到预期效果，影响正常分娩，就又大大增加了分娩的困难度，情绪则更为负面，到最后也只能选择剖宫产。因此，稳定准妈妈的产前情绪很重要。

妙招四、适当运动

有的准妈妈太偷懒，一天到晚地躺在床上，生怕有一丝意外发生。其实，适当的产前运动可以减少分娩时的阵痛，有效缓解肌肉紧张、放松心情，还能增加产道的柔韧性，缩短分娩过程，从而使胎儿顺利出生，准妈妈也能减少分娩带来的痛苦。但准妈妈的运动一定要征得医生的同意，以正确的方式适当运动，避免过度运动。

妙招五、适度饮食

随着准妈妈的肚子一天天大起来，准妈妈的胃口也会出奇的好。在孕晚期，准妈妈则需要控制自己的饮食，要对一些甜食、高热量的食物忌口，以免影响肚中宝宝；在分娩前，准妈妈会因为紧张而吃不下饭，不妨吃一些易消化吸收的食物，以快速补充分娩时所需的能量；而在分娩过程中，准妈妈会因分娩流失水分较多，因此分娩前也建议准妈妈能多吃一些半流质的易消化食物。若在分娩时因过于疼痛不能进食时，医院会使用维生素、葡萄糖来补充孕妇所需能量。

妙招六、正确呼吸

分娩时，初期宫口扩张的时候，疼痛常常会超出准妈妈的承受范围，这时，可以试试深呼吸缓解产痛，缓解肌肉紧张，使准妈妈克服分娩恐惧，做到顺利分娩。在这里要特别强调，在分娩时切不可大喊大叫，那样往往会产生相反的效果，因为在产妇大声喊叫的过程中，会吸入大量空气，从而造成腹胀或憋尿等症状，既影响医护人员的接生工作，又过度消耗自己的体力，更可能造成腹中宝宝缺氧，让宝宝受到损害。因此，准妈妈要学会自我调节呼吸，配合医生嘱咐，保证顺利分娩。

准妈妈在分娩前可以用上面的方法来克服心中的恐惧，只有做好准备，才能事半功倍。

宫缩才会引起疼痛

宫缩可分为两种，一种是假宫缩，一般发生在孕晚期，其表现是腹部突然紧一下，无规律，下腹部有轻微的酸涩感，经过按摩、休息就能有效缓解；另一种就是真正的宫缩，产生疼痛是因为子宫的强力收缩所致，造成暂时性缺氧而引起疼痛因子的释放。因为宫缩的不断增强，疼痛也会有所加强，间隔的时间不断缩短，疼痛的时间则不断延长，迫使子宫颈口不断扩张，至胎头先露娩出，因此这种宫缩其实是为宝宝的出生在做准备。准妈妈只要听医生的话，消除恐惧心理，用深呼吸放松肌肉，就能顺利度过第一产程带来的宫缩疼痛。

听听过来人对分娩疼痛的描述

几乎每一个准妈妈都会向生过宝宝的妈妈进行咨询：分娩时到底有多疼？这个问题的确很不好回答，因为每个人对疼痛的理解是有差异的，毕竟疼痛都是人的主观感受。分娩是每个准妈妈必须经过的生理过程，分娩带来的疼痛感会很强烈，有些妈妈形容这种感觉是"撕心裂肺的拉扯"，犹如在鬼门关前走了一回，但也有的妈妈则对分娩过程带来的疼痛不以为然，觉得在自己的承受范围内，并没有所谓的痛不欲生。为什么会产生两种截然不同的感觉呢？其实一是因为我们之前说的因人而异，二是因为后者对分娩过程有科学解读。所以准妈妈们首先要对分娩过程进行了解，要知道在怀孕末期，体内因雌激素水平增高，孕激素则会相对减少。而雌激素会提高子宫肌肉对催产素及其他刺激子宫收缩物质的敏感性，再加上子宫内局部压力的增加，便会产生强有力的宫缩疼痛感。因为对分娩的正确理解，所以对分娩的恐惧就会小很多，分娩时的心态也会轻松很多，疼痛对身体的支配也会变小，由此看来，分娩的疼痛是可以人为调节的。

缓解宫缩疼痛的小妙招

临近分娩，每一次宫缩都意味着宝宝存在，然而宫缩带给准妈妈的也是一阵阵的疼痛。现在教给准妈妈几种缓解宫缩疼痛的小妙招，也许可以帮助准妈妈缓解一下疼痛。

音乐理疗：音乐可以有效缓解产妇在分娩时的紧张情绪，可以明显减轻宫缩时的阵痛。因此建议产妇听听音乐，做做音乐理疗，可以选择准妈妈平时喜欢听的、熟悉的、愉快的音乐，让心情放松，能起到很好的镇痛效果。

转移注意力：当准妈妈因为宫缩带来的阵痛越来越频繁的时候，准爸爸可以引导准妈妈通过想象描绘一下宝宝出生时的美好场景，或者是聊聊天，说一些鼓励和安慰的话，不要让准妈妈去想"疼"这件事，也可以适当进食一些易消化的食物，用美食分散注意力的同时，保持充沛的体力和精力。

做深呼吸：在准妈妈宫缩时，腹部肌肉会紧张起来，准爸爸可以在旁边陪伴着，和她一起做深呼吸，让紧张部位尽量放松，调整紧张情绪。

分娩球操：准妈妈在阵痛来临的时候，可以尝试着做一做分娩球操。即坐在健身球上，随着球来回晃动，这样可以帮助减轻盆底疼痛，准爸爸一定要注意好准妈妈的安全，适度最好。

家人按摩镇痛：准爸爸或者家人，可以用轻柔的手法为准妈妈做后背或腰部的按摩，可以减轻产痛引起的腰酸背痛，缓解她临产时的紧张与疼痛。

准备一个超全待产包

入院待产要准备的东西，主要以妈妈用品为主，为了避免临产时的仓促，要提前将待产用品准备好。到时直接提包入院待产即可，若是遗漏了一两样东西也不必担心，可以让家人再临时准备。

准妈妈待产包清单

入院证件：入院前，确保带好身份证、准生证、医保卡、生育保险凭证、产检记录等资料，方便医院需要提供手续或是应急情况处理时用到。

舒适的衣物用品：准备棉质、轻薄透气的睡衣；较凉时要准备保暖、开襟外套避免着凉；选择鞋底柔软、防滑的拖鞋，以及保暖性好且吸汗的袜子；内裤若干条，随时更换，保持清洁卫生；哺乳文胸，选择前开式或吊带开口式的，方便给宝宝喂奶，做好替换。

产妇卫生巾、成人尿垫等卫生用品：产后会有恶露，私处易受细菌感染，因此要多准备一些产妇卫生巾用以替换，如果担心恶露太多弄脏病床，可以再多准备一些成人尿垫或护理垫。

洗护用品：准备牙刷、梳子、小镜子、脸盆、香皂、洗衣液等；毛巾要准备4～6块，分别用于擦洗身体不同部位。

日常生活用品：准备餐具，要含饭盒、筷子、杯子、勺子，准备带弯头的吸管，可用于准妈妈产后不能起身时喝水、喝汤，很方便。另外可以准备一个小的电饭煲，可以随时做些稀饭或加热汤水，后期为宝宝消毒奶瓶和餐具也很方便。

出院准备工作：出院的时候肚子肯定不像怀孕时那么大了，应该准备一套适合出院当天穿的服装，要注意防寒保暖，最好准备帽子、围巾，防止受风。

其他：如果想要把这一珍贵的分娩时刻保存下来，可以选择用相机或摄像机来记录宝宝的出生及成长每一个重要过程，切记给宝宝拍照时要关掉闪光灯。

宝宝待产包清单

新生儿衣物用品：根据季节来选择给宝宝穿什么衣服，一般不用频繁更换，够住院时替换即可。

纸尿裤：新生宝宝一天用8～10片纸尿裤，所以先准备3天的量；如果纸尿裤好用的话，再继续买。

玻璃奶瓶：准备2种不同容量的宽口径玻璃奶瓶，无论是母乳喂养还是奶粉喂养都会用得上。

奶瓶刷：清洁宝宝的奶瓶要彻底，不能随便冲洗就用，因此会需要奶瓶刷。可以选择带有海绵刷头的奶瓶刷，加上奶瓶清洁剂刷洗，要多冲洗几次把清洁剂冲干净再消毒使用。

抱被或婴儿睡袋：即使是夏天，宝宝睡觉也要遮盖小肚子，避免受凉导致肠道不适。可以多准备两条，用于保暖；也可以用葫芦式或信封式的睡袋，避免宝宝蹬被子或被被子盖住脸。

口水巾：刚出生的宝宝比较容易发生溢奶，可以多准备几条口水巾。

配方奶粉：虽然新生宝宝最好是母乳喂养，但考虑到有些妈妈开奶困难或是奶水不足，最好先准备一罐配方奶粉。

准爸爸不要闲着

补充水分和饮食：准爸爸要随时为准妈妈补充水分，代为准备每日饮食，让准妈妈储存能量，保持体力面对分娩。

协助如厕和更换产垫：准妈妈在待产的过程中，会因为阵痛如厕较为困难，准爸爸可以陪同准妈妈如厕，减轻准妈妈的如厕困难。

保持准妈妈身下的产垫干净，随时观察清洁情况，及时更换。

轻按腰部缓解疼痛：准爸爸可以轻柔地为准妈妈按压背部，缓解宫缩带来的疼痛。

陪伴身边：准爸爸在这关键时期一定要陪伴在产妇身边，在她担心紧张时能安抚她，给予支持、鼓励。

观察子宫收缩与胎儿的心跳：在医院病房，观察床边的胎音以及阵痛监测器，了解母体与胎儿的状况，出现异常情况及时通知医生。

选择合适的坐月子房间

新妈妈坐月子的房间一定要安宁、整洁、舒适，这样可以保证新妈妈精神愉悦，有利于妈妈身体康复。

室内温度和湿度要适宜：由于新妈妈的体质和抵抗力比较低，所以居室需要温度适宜、舒适，夏天不要太热，冬天不能太冷，一般室内温度保持在22℃～24℃的恒温状态最好。

保持室内清洁卫生：要随时清理室内的污垢、臭气，保证室内空气清新。注意在通风换气时应避免妈妈受凉，可以暂时离开房间。

保持室内安静：要避免过多的亲友入室探望，减少人员走动时的噪声，以免造成空气污染和影响妈妈的休息。

了解剖宫产及其他分娩方式

剖宫产一般是指在不能通过产道分娩或者被诊断为产道分娩危险性很高的情况下，采用将腹部切开，剖开子宫然后取出婴儿的一种分娩方法。在某些情况下选择剖宫产是为了减小新生儿窒息甚至死亡的概率，例如当出现下列情况时，分娩需要接受剖宫产：

1.胎儿窘迫：胎儿因缺乏氧气而发生危险，也有可能胎死腹中，倘若心跳少于120/分情况更危急。

2.胎儿过大：胎儿体积过大无法经由骨盆腔娩出。例如，糖尿病妈妈就会有胎儿过大的情况出现。

3.骨盆过小：有些身材过于矮小的妈妈因骨盆过小没有足够空间让胎儿经由骨盆腔娩出。

4.胎位不正：正常的分娩是胎儿头顶先露出来。胎位不正时可能是身体其他部位先娩出，如臀先露。

5.轻度妊娠高血压综合征：患有高血压、蛋白尿、水肿综合征的妈妈，胎儿将无法从胎盘获得足够的营养与氧气，也不能承受分娩过程所带来的压力。

6.自然分娩过程无法继续进展：因妈妈子宫收缩程度薄弱，子宫颈扩张不足，胎儿无法娩出。

7.胎儿未成熟：未成熟的胎儿会较虚弱，通常胎儿小于36周，可能不能承受自然分娩的压力。

然而剖宫产作为一种较为快捷的娩出胎儿的方式，也不是万无一失的，手术时的麻醉可能会引起胎儿缺氧，手术后也可能出现肠胀气、尿潴留、发热、泌尿系感染、伤口感染等问题。因此如果能选择其他分娩方式的话，就尽量不要选择剖宫产。下面介绍其他几种分娩方式：

自然分娩

胎儿发育正常，孕妇骨盆发育也正常，孕妇身体状况良好，无须加以人工干预手段，靠子宫阵发的有力节律收缩将胎儿经阴道推出体外，这便是自然分娩。自然分娩是最为理想的分娩方式，因为它是一种正常的生理现象，对妈妈和胎儿都没有多大的损伤，而且妈妈产后可立即进食，哺喂母乳，很快得以恢复，当天就可以下床走动。最主要的是对婴儿来说，从产道出来，整个身体的神经、感觉系统功能的发展比较好，有利于发育。

无痛分娩

通常所说的无痛分娩，在医学上被称为"分娩镇痛"，一般是用各种方法使分娩时的疼痛减轻甚至消失。一种方法是药物性的，应用麻醉药或镇痛药来达到镇痛效果，有全身用药、局部麻醉和吸入麻醉等。另一种方法是非药物性的，通过产前训练、指导子宫收缩时的呼吸等来减轻产痛。这种分娩方式可以解除产妇对分娩疼痛的恐惧感，能有效缓解产痛带来的不良生理反应，注意分娩时需专业麻醉医师操作，技术含量高。

水中分娩

水中分娩指的是新生儿在娩出时完全浸没在水中的一种分娩方式。在分娩过程中，新生儿的头部是完全浸没在水中直到身体全部在水下娩出，随后立即将新生儿抱出水面。这种分娩方式可以最大限度地减少产妇待产的痛苦，可以缩短产程。水的流动性可以放松产妇的紧张情绪，但是在水中分娩时容易被感染，要注意护理工作。

CHAPTER 2

月子护理秘籍

产后24小时的特别护理

新妈妈在分娩后身体会发生不小的变化，在产后的24小时，需要随时关注身体情况，做好护理工作。那么分娩后24小时需注意哪些事项呢？

新妈妈不要马上熟睡

终于熬过了分娩这一关，新妈妈看到自己可爱的宝宝，觉得身上的负担一下子放下了。分娩后随之而来强烈的疲惫感，让新妈妈只想痛痛快快地睡上一觉，但是一般医生会建议，分娩之后不宜马上熟睡，应当采取半坐半卧的方式闭目养神。可以用手掌揉按脐部、上腹部、小腹等部位，有利于减轻产后出血和产后腹痛，以促进子宫恢复。新妈妈闭目数小时可以有效消除疲劳、缓解紧张情绪。

观察出血量

一般产妇在分娩后两小时内最容易发生产后出血，排出的是子宫里未排净的余血、黏液和其他组织。如果出血量大则可能导致休克、弥漫性血管内凝血，甚至死亡，因此防止产后出血是产妇第一天最需要注意的问题，不管再疲乏、再虚弱，也要观察自己的出血量，如出血量较多，或阴道排出组织物时，应及时告知医生，及时处理。

及时排尿

在分娩过程中，胎头下降会压迫膀胱、尿道，使得膀胱麻痹以及产后腹壁肌肉松弛，从而导致排不出尿。而膀胱过度充盈会影响子宫的收缩，也会导致产后出血。此外，由于产程中失血，以及进食过少也会导致体液丢失，因此要注意多喝水补液。一般来说，妈妈在顺产后4～6小时内就可以自己小便了，但是由于外阴创伤，妈妈惧怕疼痛而不敢用力排尿，极易导致尿潴留。一旦发生尿潴留或尿不彻底，则可能让细菌侵入，引发尿路感染。所以要多喝水，尽快促使排尿。另外用温水冲洗外阴或是用开水熏下身，让水汽充分熏到会阴部，或者是在下腹正中放热水袋刺激膀胱收缩。这些方法都可以促进膀胱肌肉的收缩，有利于排尿。

定时量体温

由于过度疲劳，产后可能会引起发热，但在休息缓解以后，体温都会恢复正常。也有个别的妈妈因乳胀会引起发热，一般来说，随着乳汁排出，体温就会下降。如果在乳汁排出后仍不退热，就可能是别的原因了。产后发热也有可能是产褥感染等引起，因此，新妈妈在产后一定要养成定时量体温的好习惯，注意观察自己的体温，多喝水，注意摄入营养，如果出现高热连续不退情况，要及时找医生诊断治疗。

及时补水

由于分娩时妈妈体内流失了很多水分，因此妈妈在产后要多喝水，补充一些富含膳食纤维的新鲜蔬菜和水果，不仅增加维生素的摄入，而且可以及时补水，促进及时排尿和防止便秘。适当饮用一些汤水类的食物，对下奶也是很有帮助的。

关注初乳

当宝宝脐带处理好后，妈妈就可以尝试让新生儿吸吮乳头了。虽然刚刚生完孩子，可能没有什么乳汁分泌，但一定要让孩子不断吸吮，因为尽早让宝宝接触乳头，可以促进乳汁分泌。刚开始时只有少量黏稠、略带黄色的乳汁，这是很珍贵的初乳，含有大量的抗体，从而保护婴儿免受细菌的侵害，所以这个时候应尽可能地给婴儿喂初乳。哺乳的行为会刺激大脑，增加乳汁的分泌，慢慢就可以建立正常的泌乳反射，分泌出足够的乳汁供给宝宝了。妈妈也可以多吃一些增加乳汁分泌的食物，如煲猪蹄、鱼汤等。

温水擦浴

产后当天，新妈妈的身体比较虚弱，不能受到任何冰凉的刺激，这个时期不宜洗澡，否则容易受寒，导致关节疼痛或是产后风等症状。在保证室内温度不低于24℃的前提下，可以适当用温水擦浴来保持身体清洁卫生，以防感染，在擦浴之后要尽快擦干身上的湿气，注意不要着凉。

拒绝探视

产妇在生完宝宝之后需要静养，过多的探视，由成人带来的微生物过多会形成感染源，产生很多细菌，空气环境也会受到污染。这时的宝宝还没有什么抵抗力，刚分娩完的妈妈身体系统也没完全恢复过来，免疫力很低，此时过多的探视对妈妈和宝宝都没有好处，反而是种伤害。另外，太多人探视导致环境嘈杂，不利于新妈妈的产后恢复，还会带来更多的疲劳感，正常的母乳喂养也会很不方便。因此产后面对探视，可以委婉拒绝，相信亲朋好友都是可以理解的。

护理侧切伤口

孕妇在顺产过程中，医生为了避免胎儿经过产道时会阴撕裂引发出血，会在阴道与肛门之间的会阴处做会阴侧切。一般孕妇对当时的疼痛还可以忍受，最难熬的却是手术后的1～2周。这个时候侧切伤口仍然会疼痛，再加上恶露的排出，都会让人心烦气躁，在此我们可以通过护理工作来帮助侧切伤口的复原。

1.保持侧切伤口清洁、干燥，以防感染。每天用带有消毒作用的洗液冲洗外阴伤口。

2.选用安全的卫生用品。勤换内裤及卫生巾，避免恶露浸泡伤口，增加愈合难度。

3.如厕后冲洗。产妇在大小便后都应该用水冲洗会阴，并用卫生纸擦拭一遍，从前往后擦，以避免细菌感染。注意不要用力排便，避免伤口裂开。

4.平时睡眠或卧床时，最好侧卧于无会阴伤口的一侧，可以减少恶露流入会阴伤口的机会。

5.勿提重物。产后1个月内不要提举重物，也不要过早、过度地耗费体力去做家务和运动减肥，这些都可能会造成盆底组织损伤，甚至造成子宫脱垂。

产后痔疮的原因与预防

妈妈在产后发生痔疮的原因比较多。妊娠期间，由于胎儿的逐渐生长发育，子宫体相应增大，向下压迫盆腔，影响了血液的回流，造成肛门及周围组织水肿，从而出现肛裂和痔疮。分娩时由于盆腔充血加重，胎儿头部下降，娩出时肛门部位的血管组织充血水肿，都会促使产后痔疮加重。另外，有些产妇分娩后基本上以卧床休息为主，活动量小，肠胃蠕动减慢，腹壁松弛，导致排便无力，而营养上又大量进补高蛋白质食物，如鸡蛋，而蔬菜、水果吃得较少，缺乏膳食纤维，导致肠胃蠕动变差等，种种原因使得产妇痔疮的发病率大为增高。

那么针对产后痔疮的应对策略有哪些呢？

1.要预防产后痔疮，必须从孕期做起。由于子宫增大，盆腔内压力增加是无法改变的，但为防止痔疮的加重，可以采取一定的应对措施，如避免久立久坐、适当调整饮食等。

2.勤喝水、早活动，保证水分的摄取。由于产后失血，肠道津液水分不足，以至于造成便秘，而勤喝水、早活动，可以增加肠道水分，增强肠道蠕动，预防便秘。

3.注意饮食，少食辛辣、精细食物，多食粗纤维食物。一些妈妈产后怕受寒，不论吃什么都加胡椒，这样很容易发生痔疮。同样，过多吃精细食物，也会引起大便干结而量少，使粪便在肠道中停留时间较长，不但能引起痔疮，而且对健康亦不利。因此，产妇的食物一定要搭配芹菜、白菜等纤维素较多的食品，这样消化后的残渣较多，大便时易排出。

4.勤换内裤、勤洗浴。新妈妈在有便意时，要及时排便，并养成每天定时排便的习惯，不但保持了肛门清洁，避免恶露刺激，还能促进肛门的血液循环，消除水肿，预防外痔。早晚使用1∶5000高锰酸钾溶液冲洗外阴及肛周，使会阴部清洁、干爽，内裤常换常洗，选用柔软并质量可靠的毛巾。

5.做提肛运动。有节奏地做下蹲、站立、下蹲的循环动作，每次做2分钟，可以促进肛门括约肌收缩，加快局部血液循环，对预防痔疮及肛裂有很好的作用。

6.适当按摩。适当在肚脐或是腰部做循环按摩，有利于按摩相关穴位，促进肠道蠕动，增加便意。

7.产后早排便、用开塞露。产后应尽快恢复产前的排便习惯。一般3日内一定要排一次大便，以防便秘；产妇第一次排便可以用开塞露润滑粪便，以免撕伤肛管皮肤而发生肛裂。

8.尽早下床活动。新妈妈在产后要及早下床活动，以免粪便在肠道内停留时间过久而引起产后痔疮，此外还要避免久坐、久站。

出院当天需要注意的事项

出院的准备工作同入院待产一样重要，对于出院的事情也要重视。

1.确保新生儿和妈妈完成全身的健康检查后再出院。

2.整理收纳好入院必需的物品，如健康手册、诊断证书、出生证、育婴手册、脐带护理包等。

3.用被子把宝宝包好，以防宝宝着凉，最好选用纯棉面料的小被子。

4.新妈妈的衣服要保暖不透风，最好戴上帽子和围巾，确保头部、颈部和足部的保暖。

5.向医院咨询清楚宝宝接种疫苗的时间及日常照顾宝宝需要注意哪些方面。

新妈妈的衣着与个人卫生

产后新妈妈的衣着要注意清洁、舒适、冷暖适宜，此外，还要注意以下细节。

1.衣服质地要好。产妇选择衣物首先要求柔软舒适、透气性好、吸汗、保暖，以选择棉、麻、毛、丝等制品为宜，外衣、长裤要注意宽松柔软，易于散热。

2.衣服要宽大。产妇的衣服应宽大，这样方便活动。有的年轻妈妈害怕产后体形改变，便穿紧身衣、牛仔裤来束胸、束腹，这样的装束不利于血液循环，特别是乳房受压易患乳腺炎。需要哺乳的妈妈可以在胸前开启两个类似口袋的棉布哺乳衫，不仅便于哺乳，而且文明、雅观，还可使妈妈免受风寒，很是实用。

3.衣物厚薄适中。衣着要根据气温变化相应增减，不能与气温相差太远，夏季注意凉爽，冬季注意保暖，过分的"捂"是不科学的，保持适度为好。如果外出选择适当的蒙头，不受风就行。

4.衣服勤换、勤洗、勤晒。产妇的产褥汗多，乳汁也经常溢出浸湿衣服，干燥后衣服容易变硬擦伤乳头。不断从阴道排出的恶露，经常弄脏内裤，甚至污染衣衫，极易引起细菌引发多种感染，危害母婴健康。所以，产妇衣服要勤换、勤洗、勤晒，以防疾病。

5.鞋子要软。选择柔软的布鞋为佳，不要穿硬底鞋，更不宜过早穿高跟皮鞋，以防发生足底、足跟痛或下腹酸痛。产后更不宜赤脚穿拖鞋，容易受凉，危害健康。

6.穿合适的胸罩。在哺乳期，产妇应穿合适的棉质吸水胸罩，以起到支托乳房、方便哺乳的作用。否则长期哺乳会使双侧乳房下垂，胸部皮肤失去原有的弹性，不仅影响乳房的血液循环，也影响乳汁的分泌，而且难以恢复乳房原来的形态，从而失去优美的体态。

产后新妈妈一定要注意个人卫生，应该像平时一样刷牙、洗脸、洗脚、梳头，饭前便后洗手，喂奶前洗手。但是产后第一天，新妈妈的身体比较虚弱，不宜洗澡，可用温水擦浴。在月子期间，妈妈要注意做好个人卫生。

1.会阴部的清洗。恶露量较多时，卫生巾要及时更换。大小便后要用清水清洗外阴，以保持伤口的清洁干燥，以防感染。

2.避免盆浴。一般产后1周就可以洗澡、洗头，但必须选择擦浴，不能洗盆浴，以免洗澡用过的脏水灌入生殖道而引起感染，在6周后就可以洗淋浴。

3.温热水洗护。产后妈妈也要像分娩前一样洗澡、洗头、刷牙、洗脸、洗脚，只要保证都是用温热水即可，避免受凉。

4.禁止性生活。产后新妈妈的身体还处在恢复期，过早的性生活不利于会阴康复，因此要绝对禁止性生活。

晾洗衣物的讲究

产妇坐月子时通常是不能干活的，尤其是不能碰凉水。但也有特殊情况需要自己动手清洗衣物的，那么怎么做才能避免受凉呢？

在家里要用温水洗，不要到屋外洗，避免在月子中吹风受凉；

不要蹲着洗衣物，避免恶露增多，不利于身体恢复，应尽量站着或坐着洗，切记不能劳累太久。

可以根据天气情况来洗干净衣物，适宜的温度不仅可以减免受凉的机会，需要晒干的衣物放到太阳下也可以消毒杀菌。

新妈妈产后用腰带的注意事项

现在的女性对自己的身材都十分关注，特别是对于刚生完宝宝的新妈妈来说，看见自己发胖走形的身材会觉得很沮丧。于是很多女性在产后早早便用腰带来让自己的肚子、腰部收紧起来。那么对于刚刚生完孩子的女性来说，用腰带需要注意哪些事项呢?

1.产后使用束腰带一定要特别注意，新妈妈爱用的腰带、束缚带紧紧绑在身上，会使腹压增高，盆底支持组织和韧带的支撑力下降，从而造成子宫脱垂、阴道膨出、尿失禁等症状，因此，产后腰带、束腰带要慎用。

2.对有日常需要哺乳的新妈妈，由于腰带的束缚，会减慢胃肠蠕动，影响食欲，造成营养失调，乳汁减少。

3.如果是剖宫产，新妈妈在手术后的7天内用腰带包裹腹部，可以促进伤口愈合，腹部拆线后就不宜长期用腰带了。另外，如果产妇身体过瘦或内脏器官有下垂症状，腰带也可以有效地对内脏进行举托，不过一旦复原，就要松开腹带。

4.腰带要在医生的指导下使用，不要过紧，确保血液循环运转良好，每天使用时间不要过长。

产后洗澡的注意事项

很多人认为，产妇在坐月子期间不应该碰水，在过去，产妇常常是1个月里不能洗头、洗澡，这么做其实也只是因为条件不够容易受凉而已。而今生活条件好了，产后洗澡得当，不仅不会受凉得月子病，还能消除疲劳、舒缓精神，保持身体清洁卫生，减少细菌滋生。但产后洗澡要注意以下事项。

1.产后洗澡必须密室避风。洗澡前开启浴霸等浴室取暖设备保证浴室暖和，等室内温度调整至20℃后再进入。水温以37℃左右或稍热为宜，洗浴时间不要过长，以5～10分钟为宜。

2.洗澡时避免大汗淋漓。洗澡前避免空腹，避免因出汗太多导致头昏、晕闷、恶心欲吐等情况。切忌接触冷水，以免引起腹痛及月子病等。

3.必须淋浴，不能坐浴。产妇洗澡时一定要选择淋浴，不能坐浴或盆浴，以免洗澡用过的脏水灌进生殖道而引起感染。

4.洗后立即擦干。洗完澡后尽快将身体上的水擦干，及时穿上御寒的衣服后再走出浴室，避免身体着凉或被风吹着。

月子里洗头的注意事项

坐月子不能洗头发这件事，有很多新妈妈表示接受不了满头油光、头皮屑的样子，那么坐月子真的不可以洗头吗？有实践证明，新妈妈产后照样洗头、梳头，日后也没有留下头痛的病根，所以新妈妈在月子里，只要情况允许是可以洗头、梳头的，但需要注意以下几点。

1.指腹按摩头皮。可用指腹按摩头皮，洗完后及时擦去水分，再包上干毛巾晾干，避免湿头发挥发水分带走热量，使头皮血管受到冷刺激后骤然收缩引起头痛。

2.室温、水温适宜。洗头时应该把空调或浴霸开着，保证室温在20℃以上，水温要适宜，不要过凉，最好保持在37℃左右。

3.洗发用品安全。一般来讲产后头发较油，也容易掉头发，坐月子洗头时选择刺激性小的洗发用品。

4.忌湿发入睡。洗完头后，在头发未干时不要结辫，不要马上睡觉，避免湿邪侵入体内，引起头痛和脖子痛。

5.不去理发店洗头。坐月子期间不要去美容院、理发店洗头，那里往往冷气较强，而且美容师也不一定立即给产妇吹干头发，容易受凉。

6.坚持用木梳。梳理头发最好用木梳梳理头发，不仅能避免产生静电刺激头皮，还能促进血液循环，防止脱发。

产后洗脸用温水

产后新妈妈洗脸最好用温水，除了可以避免手碰到凉水受寒之外，温水还能使油性皮肤的毛细血管扩张、毛孔开放，有利于促进脸部新陈代谢物排出，保持面部皮肤清洁。对于干性皮肤的人来说，温水可使其避免冷或热对皮肤的刺激，很好地保养脸部皮肤。注意在每次洗脸前，新妈妈一定要把手洗干净，防止细菌沾染到脸上。

产后刷牙有讲究

产妇在坐月子期间应与平时一样天天刷牙，但要注意产妇在月子里身体比较虚弱，新陈代谢正处于调整阶段，对寒冷的刺激比较敏感，因此，刷牙、漱口与平时不一样，要注意讲究方法。

1.刷牙前要用温水将牙刷泡软。产妇在刷牙前可以用温水将牙刷泡软，最好使用特制的月子牙刷，因为月子牙刷用海绵或软毛制成，可减少牙刷对牙齿、牙龈的伤害。为了保护好牙齿，产妇一定要天天刷牙，保证每天早上和临睡前各刷一次，用餐后要漱口，如能用药液漱口最理想。饭后漱口和晚上刷牙后就不要再吃东西，特别是甜食。若有吃夜宵的习惯，吃完夜宵后需再刷一次牙。

2.产后3天内最好用指刷法。指刷有活血通络、坚齿固牙、避免牙齿松动的作用。先将右手食指洗净，或用干净纱布缠食指，再将牙膏挤于指上，犹如使用牙刷那样，来回上下揩拭，然后用食指按摩牙龈数遍。

3.刷牙的方法。刷牙时动作要轻柔，不要横刷，而要采用竖刷法，顺序应是上牙从上往下刷，下牙从下往上刷，咬合面上下来回刷，而且里里外外都要刷到，这样才能保持牙齿的清洁。

每晚用热水洗脚

有的产妇受旧风俗影响，产后不敢洗脚，甚至睡觉时也不脱袜子，怕脚心受凉，以后会引起脚后跟疼痛、腿脚麻木，就是常说的"产后足跟痛"。其实这种担心是不必要的，也是没有根据的。科学的说法是"睡前洗脚，胜过打针吃药"。产妇不但要洗脚，还要泡脚，坚持用热水泡脚对身体有益。

产妇应当每天晚上用热水泡脚15～25分钟，这样可以活跃神经末梢，调节自主神经和内分泌功能，也有利于血液循环，能起到强身壮体、加速身体复原的作用。尤其是产妇经历了分娩过程以后，每天用热水泡泡脚不仅解乏，舒缓身心，对解除肌肉和神经疲劳也大有好处。另外，产妇在泡脚时还可以结合足疗按摩，不断地按摩足趾和脚心，可提高泡脚保健的功效。

生活细节与日常护理

很多新妈妈在坐月子期间待在房间里足不出户，也吹不着风，甚至不洗头、不洗澡。其实，这种旧式的坐月子方法并不科学，日常护理注意以下细节可以保证月子里更舒适。

1.居室通风。新妈妈的居室应坚持每天开窗通风2～3次，每次20～30分钟，这样才能减少空气中病原微生物的滋生，防止病毒感染。注意在通风时，新妈妈和宝宝应暂移到其他房间，避免受风着凉。

2.防寒保暖。无论何时坐月子，新妈妈的居室都要保证舒适安静、温暖适宜。室内温度最好保持在20℃～24℃，如果是冬天，家中没有暖气，可以开空调或电暖器保持房间里的合适温度。

3.湿度适宜。由于空气干燥容易使人口干舌燥、流鼻血、咽痛等，应注意居室内的空气不能过于干燥，可在室内用加湿器或放盆水，提高空气湿度。室内的空气湿度应保持在55%～65%。

4.注意休息。保持心情愉快，拥有充足睡眠。好心情、好睡眠可以增强机体的抵抗力。

5.饮食均衡。新妈妈要适当多吃含维生素多的蔬菜水果和高蛋白食物，促进细胞正常的新陈代谢，增强机体免疫力。除了这些食物之外，日常还应多饮水，多排尿，及时排除体内毒素，有助于抵抗病毒的侵袭。注意饮食要营养均衡。

6.皮肤清洁。新妈妈出汗比较多，衣裤、被褥常被汗水浸湿，容易滋生病菌。因此，新妈妈的衣裤和被褥必须勤换勤晒，不仅能保持清洁，还能借助阳光中的紫外线杀死病菌。

多种睡姿交替，有利于产后康复

新妈妈在经过妊娠和分娩后，维持子宫位置的韧带和子宫的位置都有所变化，坐月子时采用多种睡姿交替，有利于产后恢复。

产后卧床休息的时候一定要注意躺卧的姿势，为了子宫能保持正常位置，新妈妈最好不要长时间保持仰卧的睡姿。

为了防止发生子宫向后倾倒，早晚可以采取俯卧式，注意不要挤压乳房，另外这种姿势还有利于恶露的排出。

新妈妈在卧床休养中要注意避免采用某种睡姿时间过久，而应仰卧、侧卧和俯卧等多种姿势交替，这样有益于身体的恢复。

不要让宝宝总在新妈妈身边

很多新妈妈在休息的时候，总喜欢把宝宝放在自己的身边，觉得这样方便及时照顾和喂乳，实际上这是不科学的。

这种做法一方面影响了新妈妈的休息，因为新妈妈在翻身的时候总会担心不小心压着宝宝或者弄醒宝宝，导致在睡觉时总是睡得不踏实，肌肉也不能得到放松，由于总是采取一种固定的睡姿，不利于产后恢复。另一方面也不利于宝宝的健康发育。因此，新妈妈不要让宝宝总和自己睡得太近，也可以选择将宝宝放在婴儿床上独自入睡，这样新妈妈在睡觉的时候就可以采取自由舒适的姿势了，有利于保证新妈妈的睡眠质量，促使身体尽快恢复。

乳房胀痛要及时采取缓解措施

产妇乳房胀痛，一是当乳腺不断分泌乳汁时，因小儿吸奶量少，使多余的乳汁淤积在乳房内，乳房胀痛；二是乳腺管不够畅通，使乳汁不能及时排出而淤积在乳房内，导致乳房充盈、硬结、胀痛，有时在乳房能摸到大小不等的硬块。产妇感到乳房胀痛明显，体温可轻度升高，如果不及时采取措施，不仅影响产妇的康复，也妨碍喂养新生儿。下面的几种方法可以起到缓解乳房胀痛的作用。

1.乳汁分泌过多，如果宝宝实在吃不完，多余的奶可以用吸奶器吸净。

2.不规定喂奶次数和时间，提倡按需喂养，当宝宝肚子饿或妈妈感到乳房胀满时就进行哺乳，避免盲目按时喂养，造成妈妈乳房蓄奶过多胀痛。

3.哺乳前热敷乳房，疏通乳腺管，促进吸收，也可以轻轻从四周向乳头方向按摩挤捏、使乳汁排出。

4.要有正确的喂养姿势，使小儿含接良好，这样既使孩子吃到更多的奶，又解决了乳房胀痛的问题。

5.掌握好产妇下奶食物，如控制好鸡汤、鱼汤等营养汤的进食量。

产后不要立即戴隐形眼镜

虽然现在没有医学方面的研究证明在怀孕与分娩后，隐形眼镜会对新妈妈健康有影响，但是从医学的角度讲产后是不主张立即佩戴隐形眼镜的，因为分娩会导致内分泌系统和全身多系统的变化，影响角膜的生理和代谢。另外由于激素的变化，会让新妈妈眼睛的分泌物变少，眼球变干，这个时候不适合戴隐形眼镜。所以为了更好地保护眼睛，最好是在产后1个月再佩戴隐形眼镜。

良好的生活习惯淡化妊娠纹

妊娠纹一旦产生，要想完全消除是比较困难的，所以要养成良好的生活习惯来淡化妊娠纹。

1.在坐月子的时候，产妇要远离那些例如烟、酒一类刺激性比较强的食物，甜腻以及油炸类的食品也应该少吃，平常可以多吃一些新鲜的水果和蔬菜，保证多喝水和充足睡眠，这样可以有效地帮助产妇减少妊娠纹。

2.在为妊娠纹涂抹上精油或者是除纹霜的时候，要适当地进行按摩，这样可以让皮肤的弹性增加，保证滋润肌肤，可以有效将已经形成的妊娠纹淡化。当然在选择产后祛妊娠纹的护肤品时也要慎重，要挑选健康、安全、有效的。

3.在淋浴时也有一些可以预防和淡化妊娠纹的技巧，从怀孕开始，洗澡可以用热水对下腹部进行冲洗，让皮肤的血液循环加速，可有效预防妊娠纹的出现。另外，沐浴后在下腹部周围涂抹上护肤油脂或者去纹霜，可以淡化妊娠纹。

产后心理减压法

婴儿刚生下来的时候，妈妈都会感到欢欣、激动、兴奋，也会觉得全身轻松。但激动退去之后的日子，妈妈可能会体验到产后的抑郁，经常失眠、暗自哭泣、注意力不集中、焦虑等，这时候妈妈应该通过心理减压法调节自己，摆脱抑郁的困扰。

1.产后忧郁可自愈。如果只是简单的产后忧郁，可以适当让自己的心情放松，等待身体对激素水平变化的重新适应后，可以很快适应新的身份，并从宝宝的身上找到快乐。

2.清淡而营养的产后饮食。吃营养丰富而又清淡的食物，多吃水果和蔬菜，少食多餐，可使情绪稳定。

3.适度运动。做适量的家务劳动和轻松的运动，不仅能够将注意力从宝宝或者烦心的事情上转移，还可以使体内自动产生快乐元素，让心情从内而外地快乐起来。

4.珍惜每一个睡眠机会。妈妈要学会创造各种条件，让自己能好好睡个觉。有时候，即便半个小时的睡眠也能给自己带来好心情。

5.寻求帮助。不要过度担忧，多向他人请教育儿的经验，避免手足无措、紧张焦虑。另一方面，学会向丈夫说出自己的想法，共同分担和分享自己的喜怒哀乐，共同缓解压力。

产后42天要进行健康检查

产后42天是女性产后的一个重要检查时间，女性在分娩后，身体自然会发生不少的变化，不管是体内激素还是身体体质等，都和生产之前的状态不同。因此女性产后需要一段时间的恢复，才能恢复到怀孕前的状态，这种生理变化约需42天才能完成，这段时间称为产褥期。那么这次检查主要包括哪些项目呢？

1.子宫检查。生完宝宝之后，妈妈的肚子如同泄了气的皮球，要恢复到孕前的状态大概需要6周的时间，所以产后检查主要就是了解子宫缩复的情况。如果女性出现产后恶露不停的现象，那就需要去医院做一下B超检查，看一看子宫内膜的情况，以判断子宫出血的原因。

2.盆底检查。分娩时对盆底肌肉、神经的损伤，不仅带来生活上的不便，更造成了阴道松弛，甚至出现阴道壁脱垂、子宫脱垂、膀胱脱垂等严重情况。如果产后出现尿失禁这一问题，女性必须趁早接受治疗。

3.乳房检查。对于新妈妈来说，充满了乳汁的乳房是非常娇嫩的，常常因为奶水饱胀感到疼痛。而一旦乳房健康出现问题，不仅影响乳汁分泌，也会影响宝宝的健康。所以，乳房做检查很有必要。

4.伤口检查。不管是剖宫产还是顺产侧切，女性"似乎"总是避免不了要挨上一刀。尤其是剖宫产的妈妈，伤口会给腹腔内的消化系统、泌尿生殖系统器官带来非正常的挤压，器官的复位会更加困难。所以，新妈妈在做产后检查时，手术后伤口恢复情况也是重点之一。

5.血压、血糖检查。造成新妈妈高血糖、高血压的原因有很多，比如生活习惯的变化、昼夜哺乳、休息不好、大量红糖的摄入等，而缺血和携氧量的降低更会危及全身各器官组织，因此需要好好检查血压、血糖情况是否正常。

6.骨密度测定。女性经过十月怀胎和产后哺乳，体内的钙质会大量流失。所以产后做骨密度检查可以及时发现骨质的缺钙情况，以免发生骨质疏松，严重影响今后的生活质量，也可避免乳汁缺钙所造成的宝宝缺钙现象。

7.避孕指导。这一项是产后复查中特有的。"哺乳期"并非"安全期"。妈妈们一定要采取有效的避孕措施，再次怀孕对于正在恢复中的身体来说是十分有害的。至于采取什么样的避孕措施，妈妈们可以充分利用这次检查的机会向妇科医生进行咨询，采用最适合自己的方式来避孕。

剖宫产妈妈的护理

很多妈妈因为害怕自然分娩的疼痛，早早就决定剖宫产。其实剖宫产妈妈坐月子的时候比自然分娩要麻烦得多，还要承受产后刀口部位的疼痛。为了尽快恢复身体，妈妈们在剖宫产后坐月子的时候要好好护理。

1.要少用止痛药物。随着剖宫产术后麻醉药的作用慢慢消失，腹部伤口的痛觉开始恢复，一般在术后数小时，伤口会剧烈疼痛。为了能够得到很好的休息，可请医生在手术当天或当夜用一些止痛药物。在此之后，就要多一些忍耐，最好不要再使用药物止痛，以免影响肠蠕动功能的恢复。

2.术后应该多翻身。麻醉药物对肠蠕动有一定的抑制作用，可以引起不同程度的肠胀气，因而发生腹胀。因此，产后宜多做翻身动作，促进麻痹的肠肌蠕动功能及早恢复，使肠道内的气体尽快排出，以减轻腹胀。

3.卧床宜取半卧位。剖宫产术后的新妈妈身体恢复与阴道自然分娩者相比要慢得多，在产后24小时后可起床活动。因此，剖宫产易发生恶露不易排出的情况，而采取半卧位，配合多翻身，可以促使恶露排出，避免恶露淤积在子宫腔内，引起感染而影响子宫复位，也利于子宫切口的愈合。

4.保持腹部切口清洁。手术后2周内，要避免沾湿腹部的伤口，应该禁止全身的淋浴而采用擦浴，在此之后可以淋浴，但恶露未排干净之前一定要禁止盆浴，注意不要让脏水进入阴道；伤口未愈合前请勿弄湿或弄脏，万一弄湿的话，必须立即擦干，并涂上优碘。

5.尽量早下床活动。只要体力允许，产后应该尽量早下床活动，并逐渐增加活动量。这样，不仅可增加肠蠕动的功能，促进子宫复位，而且还可避免发生肠粘连、血栓性静脉炎、下肢血栓。下床时先行侧卧，以手支撑身体起床，避免直接用腹部力量坐起。在咳嗽、笑、下床前，用手及束腹带固定伤口部位。

6.要忌食胀气食物。剖宫产术后约24小时，胃肠功能才会逐渐恢复，待胃肠功能恢复后，应该进食流食1天，如蛋汤、米汤，忌食牛奶、豆浆等胀气食物。肠道排气后，改用半流质食物1～2天，如稀粥、汤面、馄饨等，然后再转为普通饮食。

7.要尽早顺畅排尿。在拔除尿管后，要多喝水，稍有尿意就要试着去排小便。新妈妈第一次排尿可能会稍有不适，要多喝水，多排小便，不适感慢慢就会消失。此外，还要注意排尿是否顺畅，如果尿液是一点点挤出来就意味着膀胱功能没恢复好，需要重新插尿管，锻炼膀胱功能之后就可以顺利排尿了。

特殊妈妈的护理细节

高龄产妇和年轻产妇相比，身体状况特殊，后期的护理保养也比较特殊，那么特殊的高龄产妇妈妈应该怎样坐月子呢?

高龄产妇怀孕分娩是一件很不容易的事，在产后首先要注意好好静养。大部分的高龄产妇是剖宫产，手术后的第一天一定是要卧床休息的，在产后6小时要注意翻身，促进血液循环。在两天过后，可以适当下床活动一下，促进肠胃蠕动，可以减少肠粘连、便秘发生。

另外，应多吃新鲜的水果和蔬菜等食物来补充营养，但不宜吃大补食物，可以进食一些清淡可口、利于消化吸收，且富有营养及足够热量和水分的饮食，保证每日对营养的需求量。在此要注意高龄产妇的心理变化，预防产后抑郁，适当放些轻缓的音乐安抚焦虑的心情，缓解紧张情绪。

>> 杨力谈坐好月子不留病

CHAPTER

3

CHAPTER

成功母乳喂养经

母乳喂养成功的秘诀

母乳喂养不仅可以增进母婴之间的情感交流，更重要的是母乳喂养可以促进婴儿的大脑和智力健康发育。很多临近分娩的孕妇，都会说母乳喂养是一种最好的喂养方法，并表示只要我有奶，一定采用母乳喂养。但孩子生下来后则总觉得自己奶水太少或者没有，不得不改用混合喂养甚至人工喂养。那么怎样才能使母乳喂养获得成功呢?

1.珍惜初乳。婴儿出生7天内妈妈分泌的奶水称为初乳。初乳奶量较少，乳汁较稀薄，颜色发黄。但是初乳中富含蛋白质，更含有婴儿抵抗疾病所需要的重要抗体，是婴儿出生后最早获得的口服免疫抗体，有助于预防婴儿常见的感染性疾病。这时候重要的是让婴儿勤吸吮，增加对乳头的刺激，促使妈妈分泌乳汁。

2.禁止喂糖水及使用橡皮奶嘴。吸吮奶嘴的动作、用的力度与吸吮妈妈乳头不一样，因为橡皮奶头长，出奶量大，故吸吮方便，新生儿如习惯后，将对吸吮母乳不感兴趣，从而拒绝母乳。因为奶瓶、奶嘴很容易污染，会增加新生儿感染机会；另外同时喂糖水会影响新生儿食欲，这些都会减少婴儿吸吮母乳，导致母乳分泌的减少。

3.早吸吮。正常分娩的新生儿，断脐30分钟内，在医务人员的协助下，与妈妈皮肤接触的同时开始喂哺。吸吮可刺激乳汁的分泌和促进子宫收缩，协助胎盘娩出，减少产后出血量，同时还可促进婴儿肠蠕动，早排胎粪。

4.勤吸吮。频繁有效地吸吮会通过刺激乳头从而分泌更多的乳汁，是最好的下奶措施，同时频繁吸吮能使乳腺管收缩、通畅，减少乳胀的发生。所以勤吸吮、坚持夜间哺乳，才能保证有足够的奶量。

孕期乳头凹陷、扁平要及时纠正

有的妈妈会发现宝宝吃奶时含接乳房的情况不好，导致自己疼得不行，出现这种情况多是由于妈妈孕期乳头凹陷、扁平，需要采取一些措施解决来纠正这个问题。

1.在擦洗时用手轻柔地将乳头向外牵拉出来，并用橡皮乳头固定。凹陷的乳头往往容易积存污垢，先涂上油脂软化污垢，然后用水清洗干净。用手指牵拉出乳头后，把特制橡皮乳头固定在乳晕皮肤上，使乳头突出能够保持一段时间。把橡皮乳头和乳房皮肤接触处固定，待2～3个小时乳头就会突起。用此法巩固1周左右，便可使乳头突出来。

2.通过促使乳头皮肤坚韧的方法来纠正乳头内陷。新妈妈在洗净双手后，用手指轻轻将乳头向外牵拉，同时捻转乳头。然后，用浓度为25%的酒精擦拭乳头，每天牵引并擦拭2～3次，每次20～30分钟。等到乳头皮肤坚韧后，乳头就不会再内陷了。

3.采用吸奶器吸出乳头。把橡皮玻璃吸奶器的玻璃罩去掉，捏紧橡皮球挤去球内空气。然后，用开口处吸住乳晕，利用负压作用吸引内陷的乳头。10分钟后把橡皮球取下，牵拉、捻转乳头，坚持一段时间，凹陷的乳头逐渐会突出来。

4.用手指从深部向外牵拉乳头。新妈妈一只手托起乳房，使乳房耸起，另一只手的食指、中指和拇指拉住乳晕部，从深部向外牵拉乳头，并轻轻在纵横方向上牵引，每次几分钟即可。这种矫正内陷乳头的方法，在每天入睡前、起床后及洗浴时进行，坚持一段时间就能见效。

坚持"早接触早吸吮，多接触多吸吮"的原则

顾名思义，就是新妈妈在产后及早地接触新生儿，及早地让婴儿吮吸乳汁。经验告诉我们，越早和孩子接触，就越早分泌乳汁；孩子越早开始吸吮，母乳的量也就越充足。

宝宝生下来，乳汁是妈妈为宝宝提供的最佳食粮。可是乳汁并不是马上就有的，是泌乳激素和泌乳反射共同作用下分泌的。只有婴儿吮吸，不断地刺激新妈妈的中枢神经系统，产生泌乳素和催产素，引起泌乳反射，才能使乳汁分泌并流出。一般产后30分钟内医护人员为新生儿擦干皮肤及处理完脐带，就会把宝宝裸体抱到妈妈胸前，使母子肌肤接触，眼神交流，同时宝宝口含乳头进行吸吮，不但促进母子依恋关系建立，还可刺激乳汁分泌，早下奶。

早接触的重要性：皮肤接触是哺乳动物出生后的正常状态，能够改善新生儿温度调节、呼吸和血氧饱和度，增加母乳产量，加快新生儿体重增长。母子肌肤亲密接触，可以增强母子之间的感情，并且妈妈可以及时感觉新生儿体温是否正常，及早发现某些疾病。

早吸吮的重要性：产后不久是新生儿吸吮本能最强的时机，有利于母乳喂养模式的建立，允许新生儿在产后1小时内自行寻乳和衔乳。

1.分娩后早吸吮可促进下丘脑释放催产素，刺激子宫收缩，减少产后出血。

2.早吸吮可刺激婴儿觅食与吸吮反射的建立，强化吸吮能力。

3.早吸吮促进泌乳素分泌，产生泌乳反射，促进乳汁分泌。

4.早吸吮可增加母子之间的感情，促进母乳喂养。

5.获得第一次免疫：初乳富含丰富的蛋白质和抗体，可提高新生儿抵抗力；促进胎便的排出，减少新生儿黄疸的发生。

选择在最佳时间喝催乳汤

催乳汤是产后新妈妈最常见的一种饮食，喝催乳汤能有效地让新妈妈分泌出更多的奶水。在这里要提醒的是，喝催乳汤要讲究时间，不宜过早也不宜过晚，那么产后什么时候喝催乳汤最好呢？

催乳汤喝得过早，奶水下来过快过多，这时新生儿又吃不了那么多，容易造成浪费。同时，会使产妇乳管堵塞而出现乳房胀痛。若喝得过迟，奶水下来过慢过少，也会使产妇因"无奶"而心情紧张。产妇一紧张，奶水分泌量会进一步减少，形成恶性循环。

因此喝催乳汤不宜过早，也不宜过迟。一般建议在产后第3天开始给妈妈喝催乳汤，既能为初乳过后分泌大量乳汁做好准备，又可使产妇根据下奶情况控制喝汤的量，奶水少则多喝，奶水多则少喝。

心情舒畅，奶水自然多又好

处于哺乳期的妈妈受身边诸多因素的影响，容易情绪紧张、焦虑、易怒、心情抑郁等，造成肝郁气滞、肠胃等功能紊乱，使得奶水质量下降等。可以说妈妈心情如何，对乳汁分泌有着极大的影响。

1.新妈妈若长期抑郁，无形中会增加个人的精神压力，造成睡眠紊乱、内分泌失调等情况，大大影响乳汁的分泌质量。

2.哺乳期的妈妈要保证有充足的睡眠和休息，避免精神差和情绪不稳定，适时让自己偷个懒，可以有效缓解压力。

3.为了确保乳汁又多又好，新妈妈要保持轻松的愉快心情，可以多听听音乐、读一些美文、做一点运动等，保持良好的心态。

4.可以适当和宝宝互动，带动宝宝情绪，让宝宝多吸吮，有利于乳汁的分泌。

5.新妈妈要做到生活有规律，在优雅的环境中喂养宝宝，奶水常常会又多又好，宝宝也会很积极地吸吮，从而健康地成长发育。

经常按摩乳房

经常按摩乳房可以使乳管腺畅通，便于乳汁顺畅流出，这不仅能清除乳管中因新陈代谢而产生的污垢和文胸里的棉絮组织，也能够刺激乳头和乳晕，使乳头的皮肤变得更强，将来宝宝吸吮也容易。此外，还可以防止产后乳房下垂，树立新妈妈母乳喂养的信心。

乳房按摩可以这样做：

第1步：用温热毛巾对整个乳房热敷。

第2步：一只手横放在另一侧乳房上，另一只手压在该手上，双手重叠用力向胸中央推压乳房。

第3步：将双手手指并拢放在乳房斜下方，从乳房根部振动整个乳房，然后用双手将乳房向斜上方推压按摩。

第4步：从下面托起乳房，用双手向上推压乳房。

注意：以上按摩时双手必须握住整个乳房，动作幅度要大。

左右乳房可以交替喂奶

有些妈妈在给宝宝喂奶时，常常出现一侧乳房奶水充足，而另一侧较少的情况。这时候，很多妈妈往往只让宝宝吃奶水充足的那边，久而久之，奶水充足的乳房分泌的量会越来越多，而奶水不足的那侧分泌的量越来越少。这对妈妈的健康十分不利。另外，宝宝长期只吃其中一侧乳房的乳汁，时间久了容易造成偏头、斜颈、斜视，甚至于宝宝的小脸蛋也会一边大一边小，后脑勺一边凸一边凹，对宝宝的健康发育极为不利。

产后妈妈左右乳房交替哺乳，是指让婴儿吸空一侧乳房，或者在他吃饱之前换另一侧乳房。因为婴儿一般不需双乳的乳汁量，所以在每次哺乳时，双乳交替开始，这至少可保证双乳中有一侧是空的，同时，可以用在胸罩带上系丝带的方法来帮助自己记住上一次哺乳是从哪一侧乳房开始的。这样交替喂奶可以有效促使两侧乳房泌乳反射。

喂完奶之后务必清空乳房

在每次给宝宝喂完奶后，尽量把乳房内的乳汁排空，这样不仅可以促进乳汁的分泌，而且可以防止乳汁过多导致乳房发胀，并出现硬块继而导致乳腺炎症。一般的宝宝吃奶时都不会吮吸干净，经过一段时间乳房会继续分泌乳汁，容易出现乳胀疼痛。另外乳房如果有残余的乳汁，会溢出到乳头上，使衣物与乳孔不断摩擦，容易堵塞乳孔，不利于对宝宝的下一次哺乳。

奶水不足不要发愁

奶水如果不足，就要根据实际情况采取下奶的方法使奶量增多。

1.加强宝宝的吮吸。即使奶量少，也要坚持按时喂奶。实验证明，宝宝在吃奶后，妈妈血液中的催乳素会成倍增长。这是因为宝宝吮吸乳头，可促进妈妈脑下垂体分泌催乳激素，从而增加乳汁的分泌。

2.保持良好的情绪。分娩后的妈妈在生理因素及环境因素的作用下，情绪波动较大，常常会出现情绪低迷的状态，这会影响母乳分泌。因此无论是什么原因引起的奶水不足，妈妈都要对母乳喂养充满信心，保持乐观心态，只有心情舒畅了，才能保证奶水又多又好。

3.补充营养。乳汁中的各种营养素都来源于妈妈的体内，如果妈妈长期处于营养不良的状况，自然会影响到正常的乳汁分泌。因此妈妈日常饮食要富于营养，可以补充营养价值高的食物，如牛奶、鸡蛋、蔬菜、水果等。同时，多喝些鸡汤、鱼汤、排骨汤或猪蹄汤等，对乳汁的分泌能起催化作用。

4.避免服药。哺乳期内，妈妈不要自行用药，要在医生的指导下进行。有些药物和食物会影响乳汁的分泌，如抗甲状腺药物、山楂等。遇到生病，最好在医生的嘱咐下服药。

5.其他。日常起居要安排得当，不要过度劳累，睡眠应充足；每次哺乳时，双侧乳房中的乳汁都要吸净，有剩余的也要全部挤出，这样可以多分泌乳汁。也可以继续热敷、按摩乳房、挤奶、让宝宝吸，这对促使乳汁分泌有一定作用。

掌握好喂奶频率

新生儿喂养实行按需哺乳，就是宝宝饿了或是妈妈胀奶了宝宝又想吃，就可以不限时、不限量、不分昼夜地喂奶，不用按照时间规定。即婴儿想吃就喂，妈妈有奶就喂。这主要是根据宝宝和妈妈的需要，没有固定的规律限制，这就是所谓的按需哺乳，是最合乎自然、也是对妈妈和宝宝都有好处的喂养方式。

1.婴儿需要，即婴儿饥饿时进行哺乳。很多人都认为宝宝应该按时吃饭，所以就定时哺乳，不到时间不喂奶，即使孩子饿得哇哇大哭也不给孩子喂奶，一切以时间为准绳，结果弄得妈妈和宝宝都很紧张，既影响了妈妈的母乳品质和产量，又影响了宝宝的成长发育，最严重的还会造成哺乳失败。

2.妈妈需要，即妈妈感到乳汁胀满时要进行哺乳。哺乳期的乳房会变得很神奇，当哺乳完，乳房内的乳汁全部排空之后，乳房会变得很松软。随着时间的推移，乳汁又会慢慢分泌，乳房会变得充盈而不再松软。如果长时间没有排出乳汁，就会变得越来越硬，这就是"胀奶"。

这时就必须及时排出乳汁了，否则就会让妈妈感觉非常疼痛，甚至造成积乳发炎。妈妈胀奶时，就可以给宝宝哺乳，缓解乳房胀奶带来的疼痛。但如果宝宝不吃，就必须挤出一部分乳汁，避免出现积乳，排出量的多少根据自己的泌乳情况和距离下次喂奶的时间而定。如果泌乳量很大，而且距离宝宝下次吃奶还有一段时间，就可以多挤出一些；反之就少挤出一些，只要妈妈感觉不难受即可。

由于母乳是按需产生，实行按需哺乳，经过宝宝和妈妈一定时间的磨合，很快就会达到"供需平衡"，这样就能很好地掌握喂奶的频率了。在这里给新妈妈们介绍一下按需哺乳的优点：

1.有助于宝宝的消化吸收：根据宝宝的饥饿需求进行哺乳，宝宝胃中的奶水已经消化吸收完毕，这时吃奶，奶水中的营养物质可以充分被宝宝的肠胃吸收。

2.有助于预防肥胖症：减肥应该少量多餐，绝不应该在不饿时进食，这个道理同样适用于宝宝。按需哺乳可以让营养物质恰到好处地消化吸收，需要多少吃多少，不会缺乏也不会浪费，不会有多余热量在体内积存，造成宝宝的肥胖。

3.有助于母乳分泌：宝宝的吸吮可以让妈妈乳汁充足，尤其是刚刚出生的宝宝，由于胃容量小，吃奶次数会很频繁，新妈妈的奶水也不会很多，通过宝宝不断吸吮可以刺激妈妈脑下垂体分泌泌乳素及催产素，让乳汁越来越多。

4.能避免积乳：宝宝饿了就喂奶，妈妈胀奶了就喂奶，这样可以让乳房中不积存乳汁，及时排空，避免积乳，甚至罹患乳腺炎。

不同类型乳头的哺乳技巧

在母乳喂养的过程中，乳头的形状远比乳房的形状更重要，而且无论是多么难吸吮的乳头都一定可以哺喂母乳，只是妈妈需要了解不同类型乳头的哺乳技巧，对顺利哺乳才会有很大的帮助。

1.扁平乳头：是指直径虽然在标准范围内，但是不够突出，也就是乳头长度较短，约在0.5厘米以下。

哺乳技巧：多吸吮。对宝宝而言，扁平乳头比较不容易吸到口腔深处，不过只要多让宝宝吸吮，转变成正常乳头的概率很高，宝宝也就能吸得既轻松又顺利。

2.凹陷乳头：指乳头凹陷在乳晕中无法突出于外部。

哺乳技巧：及早护理。这种类型的乳头要及早做好护理工作，以手指头刺激或乳头吸引器等方式都可以使乳头突出。这类凹陷乳头，可以利用霍夫曼运动来改善凹陷情况，让哺乳变得更为顺利。一旦哺乳步入轨道，乳头只要接收到宝宝吸吮的刺激，就会自动突出，不再需要刻意拉引，所以此乳头类型的准妈妈千万不要轻易放弃。

霍夫曼运动指的是乳头凹陷的妈妈，从怀孕第6个月起开始进行的乳房护理运动，方法很简单，只要将食指轻压乳晕两侧，将乳头牵引出来即可。

3.小乳头：是指乳头直径与长度都在0.5厘米以下。

哺乳技巧：含乳晕与多吸吮。和扁平乳头一样，宝宝比较不容易含住吸吮，只要让宝宝连乳晕一起含住，还是可以吸得到奶水的，而且只要持续哺喂母乳，乳头形状将会变得更加容易吸吮。

4.巨大乳头：是指乳头直径在2.5厘米以上。

哺乳技巧：多吸吮。宝宝刚开始吸奶时会感到困惑，不知道该如何吸吮，但是经过一番努力之后，即使妈妈的乳头比一般乳头大许多，只要妈妈与宝宝一同用心，一样可以顺利、成功地哺喂母乳，宝宝也会慢慢习惯妈妈的巨大乳头。

睡觉的时候不要挤压乳房

在妊娠期间及分娩后，新妈妈由于体内激素的变化以及给宝宝哺乳，使得新妈妈的乳房变得松弛下垂，这个时期如果睡觉时的睡姿不对，挤压乳房，则更加会影响乳房的美感，也对乳房的恢复及二次发育造成影响。因此新妈妈在产后一定要注意，睡姿要以仰卧为主，尽量不要长期偏于一侧入睡，这种姿势不仅会挤压乳房，也容易影响乳房部位的血液循环，引起双侧乳房发育不对称现象。

另外哺乳期间，如果乳房受到外力挤压，容易产生两大弊端：一是乳房内部软组织易受到挫伤，或使内部引起增生等；二是受外力挤压后，容易改变外部形状，使上耸的双乳下塌、下垂等。

哺乳期感冒后的喂奶窍门

哺乳期的妈妈身体都比较虚弱，很容易患上感冒，因此，妈妈们要了解一下感冒后是否可以喂奶以及如何喂奶。首先分清楚感冒的轻重程度，不同的感冒程度和治疗方法都不一样；其次就是感冒期间我们应该如何喂奶。

1.轻度感冒。天气多变再加上身体抵抗力差，妈妈很容易患上轻度感冒，它的症状一般为打喷嚏、流鼻涕及轻微咳嗽。此时，妈妈只要多喝水，补充一些维生素，保证充足休息就可以了，不需要吃药。如果想要尽早恢复健康，可以请老人帮忙照顾宝宝。

哺乳方法：哺乳时，妈妈最好戴上口罩。如果需要服药，可以选择板蓝根等中成药冲剂，严格按照医生的嘱咐和说明书吃药。

2.重度感冒。一般重度感冒是由轻度感冒发展而来的，其症状表现为流鼻涕、咳嗽、咽喉疼痛，可能伴有高热，浑身难受。这种情况一定要去医院，可以选择输液缓解感冒症状，也可以服用板蓝根等冲剂。

哺乳方法：感冒如果伴有高热，要先暂停哺乳，记得按时挤出奶水，确保痊愈后奶水正常。妈妈要注意多吃些新鲜水果，多喝水，多多休息，饮食上保持清淡有营养。

3.风寒感冒。天气如果突然变冷，而妈妈又没有做好防寒措施，容易导致患上风寒感冒，一般症状表现为发热、恶寒、头痛、流清鼻涕、痰多清稀等。可以多吃些热的东西，多发汗就好了。也可以适当补充一些维生素C，增强身体抵抗力。

哺乳方法：给宝宝喂奶的时候戴上口罩，避免传染给宝宝。如果风寒感冒严重的话，可以吃药，但在吃药后至少6小时内不能喂奶，可以给宝宝喂些奶粉或汤水充饥。

4.病毒性感冒。妈妈因为分娩使得免疫力低下，再加上体虚，很容易受到病毒的侵袭，患上病毒性感冒，它的主要症状表现为忽冷忽热、浑身疼痛。

哺乳方法：妈妈可以服用副作用很小的中药冲剂等，这样对哺乳不会有太大影响。如果妈妈开始出现高热症状，就要暂时停止哺乳，为了病好后能正常分泌奶水，记得把奶水挤出。

乳头疼痛时的哺乳方法

妈妈哺乳时乳头疼痛的原因，除了最初下奶时乳腺不通之外，常见的原因还有婴儿吸吮时含接不正确。那么有什么好的哺乳方法可以解决乳头疼痛的问题呢？

1.在哺乳之前，把手洗干净可以预防感染，再用温开水清洗乳房，不要用毛巾用力擦干，保持乳房自然干燥。

2.在哺乳前，选取舒适体位，用湿热毛巾敷乳房和乳晕3～5分钟，并按摩乳房刺激泌乳反射，让乳晕变软后挤出一些乳汁，再让婴儿含吮。

3.采用正确的哺乳姿势，让宝宝将大部分乳晕含入口腔内吸吮。先用疼痛较轻的一侧乳房哺乳，当宝宝的吸力变小后再吸吮另一侧乳房，可以减少对疼痛一侧乳头的刺激，注意在哺乳过程中变换姿势。

4.哺乳结束后，可以用食指轻轻将婴儿的下颌按压一下，使其自动吐出乳头。不要强行将乳头拉出，以免损伤乳头或导致乳房加重疼痛，如果中途有其他原因需要中止喂奶，也可以选择这种方式拉出乳头。

5.哺乳后可以适当挤出一些乳汁，涂抹在乳头和乳晕上，待其自然干燥后再穿戴宽松的棉质胸罩和内衣。

乳头皲裂怎样哺乳

当婴儿吸吮乳头时，如果妈妈感到乳头呈针刺样疼痛，则可能是发生了乳头皲裂。乳头皲裂的常见原因有：婴儿在吃奶时含接的姿势不正确；或妈妈在分娩后没有掌握喂奶的技巧；或是在乳头上使用了肥皂、酒精等刺激性物品。这些都可能使乳房皮肤变得干燥，使得乳头周围产生裂口。乳头皲裂如果不好好处理，不仅会打消妈妈喂奶的积极性，影响宝宝吃奶，而且还大大增加了乳房感染的机会。乳头疼痛时的喂养方式同样适用于乳头皲裂的哺乳疼痛。此外，乳头皲裂的妈妈还需要特别注意下面事项：

1.可在非哺乳时间用温水洗净乳头皲裂部分。

2.如果乳头剧烈疼痛，皲裂较为严重，可以暂时停止母乳喂养，用人工喂养的方式代替，也可以挤出乳汁用小杯或小匙喂养婴儿，但暂停时间一般不超过24小时。

漏奶怎么办

所谓漏奶，就是女性在产后哺乳中不经宝宝吮吸或未经挤压而乳汁自溢的现象。这种现象在妈妈产后哺乳中是比较常见的，即使发生漏奶，妈妈也不用过于着急，先了解一下漏奶的原因再说解决方法：

漏奶的原因：

1.从乳房结构上看，乳头位置较低会产生漏奶。

2.有些妈妈的乳汁分泌多于宝宝的需要，也会在没有及时吸奶的情况下，乳房容易自溢。

3.有些妈妈在看到宝宝或别的妈妈在哺乳，产生条件反射，引起自己的乳汁漏出。

4.妈妈分娩后体虚，加上没有得到休整恢复，容易收不住奶而漏出。

解决方法：

1.在乳房胀满之前及时给宝宝喂奶或把多余的奶挤出来，对漏奶现象会有帮助。

2.注意调整饮食，保持充足休息，做到按需哺乳。

3.保持轻松心情，平时可以佩戴合适的乳罩，将乳房高高托起。当感觉乳胀时，可以找恰当场所及时喂哺或将乳汁吸出。

4.可以事先准备些干净的毛巾或防溢乳垫放在身边，以备擦拭或预防衣物打湿。

5.尽量避免看到宝宝或哺乳等能够带来条件反射的场面，减少引起泌乳反射的刺激。

6.遇到紧急情况，可以用双手交叉使劲按压胸部，可防止奶水很快流出。

7.漏奶情况严重的可以咨询医生，可在医生的指导下服用中药缓解漏奶情况。

乳房肿胀的哺乳方法

妈妈在哺乳期经常会感到乳房肿胀，这主要是因为乳房过度充盈，乳汁不能及时排出，造成乳汁淤积而产生的，容易致使乳房局部形成硬块，应当及时处理，以免引起乳腺炎。

1.在喂哺前20分钟可先冷敷乳房，减轻肿胀，然后在开始哺乳前，再稍微热敷几分钟乳房，促使奶水顺利流出。

2.在感到乳房肿胀时给宝宝喂奶缓解肿胀，如果宝宝不配合吃奶，可以先用吸奶器或洗干净的手挤出多余的奶水，避免让乳房更肿胀。

3.按需哺乳，可以多调换几种姿势给宝宝喂奶，让宝宝吸吮得更顺利，频繁哺乳可以减轻乳胀。

4.在给宝宝哺乳时，妈妈可以适度地按压乳房，记住是从乳房周边向乳房中央按压，可帮助奶水流出和减轻乳房肿胀。

5.随时注意宝宝的吃奶需求，养成频繁哺乳的规律可有效缓解乳房肿胀。

乳腺脓肿情况下的哺乳方式

乳腺脓肿是指感染源经乳头侵入乳房组织，使乳腺管不通畅、乳汁郁积，发生感染，形成一个化脓的组织感染区。此时的乳房又肿又痛，局部有肿块、体热等现象，这种情况下妈妈应该怎样哺乳呢？

1.增加婴儿吸吮的次数，频繁哺乳，如果婴儿因为不饿或是其他原因不肯吸奶，则应用吸奶器或手将奶挤出。

2.先将肿块轻轻地向乳头方向按摩，再进行热敷促使乳管畅通后将多余的乳汁挤出，用小勺喂养。

3.如果一侧乳房脓肿厉害，孩子又哭闹严重，可选择用另一侧乳房继续喂哺婴儿。

4.脓肿严重时需到医院切开引流，尽早让感染过的乳房恢复喂哺，让婴儿在1～2天内再吸吮。

宝宝不认奶瓶怎么办

当宝宝吃惯母乳，第一次用奶瓶喂奶时，一开始都不容易接受，妈妈看着宝宝饿哭而往往干着急。其实妈妈可以试试下面这几种办法：

1.选好奶嘴。奶嘴最好选择母乳实感的，比较柔软类似于乳头状的奶嘴会给宝宝带来母体的错觉，会下意识地想要吸吮。

2.在给宝宝奶瓶前至少2小时不给宝宝任何吃的或者喝的，直到宝宝感觉饥饿并有食欲时最容易接受奶瓶。

3.喂奶时，用周围能发出声响的玩具或电视转移宝宝的注意力，在宝宝意识到奶嘴在嘴里前，他已经在不知不觉中开始吸吮了。

4.有的时候宝宝不认奶瓶，是因为奶粉不合宝宝的口味，可以多换几种奶粉试试。

职场妈妈必备背奶装备

有的妈妈在产假结束后需要出去工作，不能继续在家给宝宝随时哺乳，这时既不想影响事业，又想坚持给宝宝最好的母乳营养供给，因此越来越多的妈妈选择把吸奶器、储奶器、保温袋等带到工作单位，利用工作休息时间吸奶、冷藏、保存，下班后带回家喂养宝宝。这种行为被称为"背奶"。那么作为职场妈妈，都需要哪些必备的背奶装备呢？

1.吸奶器。吸奶器是职场妈妈背奶必不可少的用品之一，可以将妈妈乳房中的乳汁全部吸出。为防止奶胀和乳汁分泌量的减少，最好是每3小时用吸奶器吸一次奶，这样可以使母乳喂养一直持续下去。吸奶器主要分为电动型、手动型，每种类型的功能侧重点不同，妈妈可以根据自己的实际情况选用。注意吸奶器每天需要彻底清洗或消毒，以防残留的乳渍或细菌污染新的乳汁造成变质。

2.储奶器。妈妈在挤出储存乳汁后，可以在储奶器的外面贴上标签，注明挤奶的日期和时间。这里需要注意储奶器不要装得太满，要留一点儿空隙，而且瓶盖不要拧得太紧，因为装得太满或瓶盖拧得太紧都容易在冷藏保存时，导致容器遇冷结冰而胀破。在选择储奶器时，一定要选择密封性好、材质比较上乘、适合冷冻储存的储奶器，如储奶袋、奶瓶等，也可以选择一些安全的玻璃制品，切忌选择金属制品，因为金属制品容易吸附母乳中的营养成分，导致母乳营养流失。

3.保温用品。在吸出乳汁之后，一定要及时冷藏起来，否则极易繁殖细菌导致乳汁变质，建议用保温桶、迷你小冰箱或者准备冰包等冷藏用品储存。

4.清洁用品。在使用完吸奶器或是挤完奶之后，可以用防溢乳垫、乳头清洁棉、洗手液等做清洁，而且这些还可以长期放在工作单位里，方便取用。

5.其他物品。有的妈妈工作的地方只能选择在卫生间吸奶，而卫生间又没有放置奶瓶或吸奶器的地方，可以在工作的地方配一个类似于在床上使用的小方桌用以放置吸奶器具，其他的物品可以视自身情况来决定，后期需要时再进行补充。

吸奶器如何选购

吸奶器是用于挤出积聚在乳腺里的母乳的工具。主要有电动型、手动型，另外，母乳可能从两侧的乳房同时流出，所以市场上还有两侧乳房同时使用，以及单侧分别使用两种类型。电动吸奶器需要电源或者电池，使用起来相对省时、省力，但是不方便携带，而且容易产生噪声，价格也要比手动吸奶器贵，吸力无法像手动吸奶器那样自由调控，可能因吸力不当导致乳房疼痛。手动吸奶器不需要电源或电池，方便随时随地使用，而且吸力和频率可以完全由自己控制，价格也比电动吸奶器更为实惠，但是费时、费力，妈妈可以根据自己平时的使用情况，选择适合自己实际使用的。

选购前：适合自己的吸奶器才是好的吸奶器。可以根据自己的使用频率以及使用时间来决定选择哪种吸奶器。如果是上班背奶用，需要忙里偷闲地从工作中挤出时间来吸奶，最好选择全自动吸奶器，因为这样可以同时吸两侧乳房里的乳汁；但如果只是需要偶尔外出时吸出一些乳汁，以便可以让其他人喂宝宝，那么买一个便宜的手动吸奶器就够了。

选购时：（1）吸奶器应该具备适当的吸力，这样才能将乳汁吸出来，要特别注意不是吸力越强，吸奶器就越好，有时吸力太强也会给乳头带来一定的损伤。（2）使用时，乳头没有疼痛感。这点很重要，因为有的吸奶器吸力很强，但在使用过后乳头会有疼痛感，多次使用后乳头也可能会肿胀起来。因此吸奶器要保证安全和舒适两者都具备，这样才能长久使用。（3）能够适当地调整吸引压力。如果长时间用同样的压力来吸乳汁，乳头也会不舒服的，因此需要选择可以适当调整吸引压力的吸奶器。例如在应对宝宝着急吃奶、时间紧迫等突发事件时，可以调整快一些。（4）注意一些小细节，如事先了解吸奶器的拆卸和清洗是否容易、噪声是否过大、是否可以适用于干电池及外出使用等。

购买时不要盲目选择热销品种，一定要根据个人的需要购买，客观比较，选择适合自己的。

如何正确使用吸奶器

现在很多妈妈都在选择使用吸奶器，因为吸奶器不仅可以帮助妈妈刺激母乳分泌，而且还可以帮助上班的妈妈把母乳保存起来，下面介绍一下吸奶器正确使用方法：

1.在每次使用吸奶器吸奶之前，除了把手以外的每一个零件都要拆下来煮沸消毒，水一定要足够浸没所有的吸奶器零配件才行，消毒时间2~3分钟。同时，如果有条件的话可以用熏蒸过的毛巾温暖乳房，进行乳晕的刺激按摩，使乳腺充分扩张。

2.吸奶时，妈妈要调节好适合自己的吸力，吸奶器位置放正，以自己舒适为主。吸奶量要根据自身情况来定，吸奶时间不要过长，一般控制在20~30分钟即可，吸累了可以稍作休息再吸。如果乳房或乳头有疼痛感，应该立即停止吸奶。

3.把吸奶器按在乳房上时不要太过用力，只要感觉能吸出乳头就好了。不要频繁地按压，只要轻按、慢按，产生负压后奶水就会自然流出，这样操作也会更高效。

4.吸完奶以后，将吸出的母乳装在储存器中及时妥善保存。宝宝想要吃到妈妈的母乳时只要换上附带的奶嘴、旋盖就可以了。

5.记得每次用完吸奶器，都要及时清洗和消毒。

什么时候最好用手挤奶

1.乳房胀硬，乳晕都发硬的情况下，建议用手挤奶。这时候应当先用正确的手挤方式挤奶，直至将乳晕变软后，孩子的含乳才会相对容易也更稳一些，之后也可以再改换用吸奶器。

2.乳头有伤口，吸奶器即使开到最小挡也使妈妈感到不适和疼痛。此时可以用正确的手挤奶方式避开伤口，会让挤奶感受好一些。

3.奶水淤积时，不要过度频繁吸奶器。因为吸奶器无法有效清除淤积，额外的乳头刺激反而可能造成淤积加重。

4.在收集头几天的初乳时，最好用手挤奶配合小容器的方式。因为初乳量少，使用吸奶器即便挤出乳汁也可能只是在吸奶器喇叭罩或者管道内形成挂壁而已，收集成效不大。

什么时候最好使用吸奶器

1.在妈妈无法正确掌握用手挤奶技巧时，用手挤奶造成挤压处发红、疼痛，都表示用手挤奶手法不正确，此时正确使用吸奶器反而是更好的选择。

2.长期用手挤奶过于劳累时，可以用吸奶器辅助。

3.手臂有伤，患有腱鞘炎的妈妈，为了避免过多用手挤奶增加劳动量，可以选择吸奶器。

4.增加乳汁分泌，刺激泌乳或重新泌乳，都可以使用吸奶器。

自己动手挤奶的正确方法

妈妈也可以尝试自己动手挤奶，因为只有自己才能准确地感受到挤奶的力道是否合适，也不会出现由于挤压过重导致乳房疼痛或是造成损伤。现在介绍一下正确的手动挤奶法：

1.挤奶前，妈妈要洗干净双手，找一个舒适的位置坐下，把盛奶的容器放在靠近乳房的地方。

2.挤奶时，妈妈用整只手握住乳房，把拇指放在乳头、乳晕的上方，其他四指放在乳头、乳晕的下方，托住乳房。用拇指、食指挤压乳房，挤压时手指一定要固定，不能在皮肤上滑来滑去。最初几下可能挤不出来奶，多重复几次奶就下来了。

3.每次挤奶的时间以20分钟为宜，双侧乳房轮流进行。例如，一侧乳房先挤5分钟，再挤另一侧乳房，这样交替挤奶可以使奶下得多一些。如果孩子一整天都不吃奶的话，一天应挤奶6~8次，这样才能保证较多的泌乳量。产妇在刚分娩后的前几天，奶水不是太多，每次挤奶时间应适当长一些。

4.挤母乳应该没有任何疼痛感。如感觉疼痛，请立即停止，并向医生询问是否挤奶方法有误。

母乳可以储存多久

一般来说，母乳储存分为两种，一种是常温保存母乳，另一种是冷藏保存。妈妈要注意在存放母乳的瓶子上标注好时间，避免宝宝喝到过期的母乳而诱发消化道疾病。

母乳常温保存时间：

初乳（产后6天之内挤出的奶）——27℃~32℃室温内可保存12小时。

成熟母乳（产后6天以后挤出的奶）——15℃室温内可保存24小时；19℃～22℃室温内可保存10小时；25℃室温内可保存6小时。

母乳冷藏保存时间：

冰箱冷藏室保存：0℃～4℃冷藏可保存8天。

储存过的母乳会分解，形成乳水、乳脂两个分离的层次，看上去有点发蓝、发黄或者发棕色，这都是正常现象。注意在给宝宝喂食前，妈妈要先摇匀，使水乳合为一体。

怎样冷冻、解冻母乳

冷冻保存母乳与冷冻箱的情况有关：

1.如果是放置在冰箱冷藏室里边带有的小冷冻盒，保存期为两周。

2.如果是放置在和冷藏室分开的冷冻室，但是经常开关门拿取物品，保存期为3～4个月。

3.如果是放置在深度冷冻室，温度保持在0℃以下，并不经常开门，则保存期长达6个月以上。

母乳冷冻最好使用适宜冷冻的、密封良好的塑料制品，其次为玻璃制品，最好不用金属制品，这是因为母乳中的活性因子会附着在玻璃或金属上，从而降低母乳的养分。需要注意的是，爸妈将放在冰箱里储存过的母乳喂给宝宝前，需要先解冻。

冷冻的母乳在解冻时，应该先用冷水冲洗密封袋，逐渐加入热水，直至母乳完全解冻并升至适宜哺喂的温度，或放置在冷藏室慢慢解冻。不要直接用炉火或者微波炉加热，这样会破坏母乳中的营养成分。解冻后直接倒入奶瓶中就可以喂宝宝了。不过为了宝宝的健康着想，还是以给宝宝提供新鲜的乳汁为好。

母乳不要用微波炉加热

不管是冷藏的还是冷冻的母乳，加热时都不可以直接用微波炉。因为使用微波炉加热会减少甲型免疫球蛋白及维生素C的含量，破坏母乳中的营养成分。并且微波炉无法均匀地加热液体，盛奶容器会出现热量不均的现象，奶水过冷过热都容易伤害到宝宝。正确的方法应该是：将冷藏的母乳容器放进低于50℃的热水里浸泡。在浸泡时，可以不时地摇晃容器使母乳受热均匀，同时也使母乳中的脂肪混合均匀。如果是冷冻的母乳，要自然解冻或泡在冷水中解冻，然后再像冷藏母乳一样加热。这样既能保存好母乳的各种营养，也保证了宝宝喝到安全的奶水。

切忌反复温热母乳

母乳跟用奶粉冲的奶一样，不可以重复加热。一般在1小时内喝完是最好的，如果真喝不完放冰箱里，再从冰箱里拿出来也就只能热一次，然后就不能再重复热了。解冻后的母乳也一样，必须在24小时内喝掉，切记热过的奶既不能反复加热也不能再次冷冻。如果实在喝不完，妈妈把可以把剩余的喝掉，这样既不浪费，也可以补充营养。如果赶上停电也要尽快把冰箱里的奶喝掉或丢掉，最好不给宝宝喂剩奶，剩奶和重复热过的奶都容易变质，给宝宝喝可能导致体内细菌感染，出现腹泻等肠胃功能紊乱的情况。

CHAPTER 4

细说产后瘦身和保养

切忌强制节食减肥

产后减肥可以说是很多新妈妈最为关心的头等大事，大部分的新妈妈都希望在产后能快速恢复到从前的曼妙身材，事实上产后减肥不能操之过急，坐月子和哺乳期间减肥会非常伤身，更不能选择强制节食来达到减肥效果，新妈妈必须格外注意这一点。

产后42天内，新妈妈刚分娩完，身体虚弱，未能完全恢复到孕前状态，这时候最需要调养身体，补充营养。再加上新妈妈有了繁重的哺育工作和看护宝宝的工作，大量消耗着妈妈的心神，因此新妈妈绝对不可以不顾身体而强行减肥。产后强制节食，不仅会导致新妈妈身体恢复慢，严重的还有可能引发产后各种并发症，因此不仅不能盲目节食减肥，还需要对产后饮食进行全面而合理的补充。在饮食上可以荤素搭配、细粮与粗粮搭配并适当多吃新鲜蔬菜和水果，少吃高脂肪和高糖类食物，以高蛋白、高维生素、低糖、低脂肪食物为好。每天少食多餐，按时进行，这样做既能保证足够的营养摄入，又不会导致摄入过度造成发胖。

另外，盲目减肥不仅会延缓身体的恢复，还可能给骨骼和关节带来健康隐患，甚至导致乳汁分泌的减少造成宝宝的营养不良，新妈妈一定要等到身体状况稳定、体力恢复以后再开始循序渐进地减肥。

不要服用减肥药

产后妈妈减肥不适合服用减肥药，尤其是母乳喂养的新妈妈。这是因为减肥药主要是通过减少营养吸收，增加排泄量，从而达到减肥的目的。同时，减肥药还会影响人体正常的代谢，尤其在哺乳期，大部分药物从乳汁中排出去，进入宝宝的胃里，这样就等于宝宝也跟着妈妈吃了大量药物，导致肝脏解毒功能变差。如果摄入大剂量药物，还会降低宝宝的肝脏功能，引起宝宝的肝功能异常。因此新妈妈切忌在哺乳期吃减肥药或者是减肥茶。

贫血的时候不能瘦身

由于新妈妈在分娩时或产后会流失大量血液，容易造成产后贫血。如果产后贫血的新妈妈没有及时补养，身体虚弱，就会延长恢复进程，需要更多的时间来休养和进补才行。在贫血情况没有得到解决的时候就急着进行瘦身，更容易加重新妈妈的贫血情况，影响新妈妈的身体健康，还会影响乳房乳汁的分泌情况，造成乳汁的分泌量减少，进而导致宝宝的营养不足。

因此，产后贫血的新妈妈要注意多吃含铁丰富的食品，如菠菜、红糖、鱼、肉类、动物肝脏等，尽早解决贫血问题，科学进行产后瘦身。

制订一个合理的瘦身方案

调理身体

对于产妇来说，应该以调理身体为主。因为新妈妈产后都比较虚弱，要避开过度节食与没有规律的运动，以免对身体造成伤害。这个时候要均衡饮食，按时进餐，杜绝高热量食物，保证充足的睡眠，这也是改善代谢循环的方法，对减肥有一定的作用。

保持水分充足

让自己时刻拥有饱腹感可以有效控制对食物的需求，才会让身材逐渐恢复到最好的状态。新妈妈们要保证每天摄取足够多的水分，大约8杯水。水让我们增加饱腹感，从而降低了对食物的欲望。

保持运动

想要早日瘦身成功，要充分利用好任何一个运动锻炼的机会。如站立的时候不要光站着，可以做一些紧缩臀部的动作；在你打电话、做家务、哄宝宝睡觉的时候，任何一件小事情都可以让自己运动起来，这样在不知不觉中就会很快瘦下来。

减肥瑜伽

瑜伽减肥是最健康的方法，不仅可以让新妈妈们重塑完美的体态，还可以促进人体肠胃的蠕动，让身体的消化功能进行正常的运作，从而达到良好的瘦身效果。

日常饮食

对于想要瘦身的妈妈来说，在日常饮食上一定要注意，既要保证营养的摄取，还要控制热量的摄入。当宝宝可以进食辅食的时候，就可以慢慢减少对热量的摄取了，可以食用鸡肉、鱼类等低脂肪、营养价值却很高的食物。

减肥美腹操

对于刚分娩的新妈妈来说，腰腹部的赘肉无疑是最让人头疼的。这时候减肥美腹操可以有效消除多余脂肪，让腹部松垮的赘肉在运动中被消耗，同时也让腹部的肌肉更加紧实。另外坚持不懈的运动，还可以促使身体中的新陈代谢发生作用，起到瘦身的效果。

减少糖分和油脂

减少每日的糖分和油脂的摄取量是瘦身的必要方法。尽量避免吃夜宵，减少睡觉前的进食。不吃油多的炒菜，避免过分吸收油脂。

学会控制热量

熟练掌握有关热量的知识，不仅要学会计算自身需要的热量，还需要掌握可以吸收的热量的食品清单。在了解自身状况和体内所需热量的准确值后，就能根据自己的情况选取可以吃的食物了。

增加膳食纤维的摄入量

膳食纤维是一种不能被人体消化的碳水化合物，以溶解于水中的特质可分为两个基本类型：水溶性纤维与非水溶性纤维。常见的食物如大麦、豆类、胡萝卜、柑橘、燕麦等食物都含有丰富的水溶性纤维，可减缓消化速度，能最快速地排泄胆固醇，有助于调节免疫系统功能，促进体内有毒重金属的排出。含有非水溶性纤维的食物如小麦糠、玉米糠、芹菜、果皮和根茎蔬菜等，可降低罹患肠癌的风险，同时可经由吸收食物中有毒物质预防便秘，减少消化道中的毒素。顺产的新妈妈在产后一般会因为侧切伤口不敢用力排便，生怕伤口裂开，但又因为产后出汗较多，加重水分流失，从而容易出现便秘的情况，可以多加补充膳食纤维，保证每天新鲜蔬菜和水果的供给，以保证大便通畅。另外吃不同类型的纤维食物，可以帮助身体排出气体，使得肠胃更舒适。

下面给妈妈们介绍几种我们平时会忽视的高纤维食物，帮你轻松获得膳食纤维。

1.无花果。无花果的膳食纤维含量很高，每240克含6.6克膳食纤维。它还富含钙、钾和镁。研究显示，无花果的膳食纤维有助于预防乳腺癌。如果吃不到新鲜的，干无花果也一样。

2.豆类。干豌豆、扁豆、黑豌豆和青豆等都是高纤维食物中的明星。多数豆类富含蛋白质、叶酸、铁和B族维生素，而脂肪含量极低。豆类吃得越多，心脏越健康。

3.大麦。大麦的纤维含量与豆类旗鼓相当。大麦中的膳食纤维对降低胆固醇和促进肠道健康有益。同时它还富含硒，可有效降低患直肠癌的风险，促进甲状腺激素代谢。

4.茄子。许多人觉得茄子软乎乎的，膳食纤维很少。其实茄子每提供20卡路里热量，就能提供3克膳食纤维。同时，茄子的镁、钾、叶酸、维生素B_6、维生素C、维生素K的含量都很高。

5.梨。梨每提供100卡路里热量，就能提供5.2克膳食纤维。除了做水果，梨还能做凉拌菜吃。

B族维生素有效促进脂肪和糖分分解

B族维生素是所有人体组织必不可少的营养素，可以促进人体内糖类、蛋白质和脂肪的代谢，对于维护人体健康、预防及治疗多种疾病都有着重要的作用。由于B族维生素是溶于水的，很容易代谢，在体内几乎无法长时间蓄积，因此必须每日补充。

通常产后减肥最担心的就是脂肪积存，因此加强脂肪和糖分的代谢就显得格外重要，而秘诀就在于增加摄入B族维生素。维生素B_1可以将体内多余的糖分转换为能量，维生素B_2可以促进脂肪的新陈代谢。一旦B族维生素摄取不足，不仅导致脂肪堆积造成的肥胖，还会容易引起疲倦，所以说维生素和矿物质对减肥和健康都有着不可忽视的作用。

为了防止B族维生素缺乏，减肥期间一定要吃主食。许多怕胖的朋友不敢吃饭，因为饭的主要成分是淀粉，担心淀粉摄入过多会变胖；也不敢吃肉、蛋，怕胆固醇太高，不但会变胖，还会影响健康。其实这些食物里面含有丰富的B族维生素，假使完全不摄取，对身体还是会有影响的，例如缺乏维生素B_1，人体就无法顺利地将葡萄糖转为热量；缺乏燃脂必需的维生素B_2，会影响体内脂肪的代谢，使脂肪囤积造成肥胖；没有维生素B_6的帮助，体内蛋白质就无法顺利代谢；而缺乏维生素B_{12}则无法顺利代谢脂肪酸，且会导致脂肪、蛋白质及碳水化合物无法被身体适当运用。可以说，没有B族维生素人体就无法顺利地代谢热量，造成脂肪囤积。越是想避免吃一些自以为会胖的食物，越容易造成营养摄取上的偏差，从而形成一种恶性循环，有些人减肥却越减越肥，就是这个原因。

其实每一种食物、每一种营养素都有它的特殊功能，只有坚持均衡的饮食才能得到想要的理想体重。最后给大家补充一些我们日常需要的含有B族维生素的食物：

喜欢吃淀粉类和甜食的人最需要维生素B_1，因为维生素B_1可将糖分转变为能量。富含维生素B_1的食物有：猪肉、猪肝、黑糯米、花生、脱脂奶粉、全麦面包。

维生素B$_2$可促进脂肪的新陈代谢，经常在外吃快餐的人更需多摄取。富含维生素B$_2$的食物有：猪肉、肝脏（猪、牛、鸡等）、鳗鱼、蘑菇、蚌蛤、木耳、茼蒿、紫菜。

经常食用糙米清肠胃

糙米是指除了外壳之外都保留的全谷粒。即含有皮层、糊粉层和胚芽的米。由于口感较粗，质地紧密，煮起来也比较费时，但是糙米的营养价值比精白米高。现代营养学研究发现，糙米中米糠和胚芽部分含有丰富的B族维生素和维生素E，能提高人体免疫功能，促进血液循环，还能帮助人们消除沮丧烦躁的情绪，使人充满活力。此外，糙米中钾、镁、锌、铁、锰等微量元素含量较高，有利于预防心血管疾病和贫血症。它还保留了大量膳食纤维，能与胆汁中胆固醇结合，促进胆固醇的排出，从而帮助高脂血症患者降低血脂。膳食纤维还可促进肠道有益菌增殖，加速肠道蠕动，软化粪便，预防便秘和肠癌；对于产后想要减肥的妈妈来说，糙米对肥胖和胃肠功能障碍的患者有很好的疗效，能有效调节体内新陈代谢、内分泌异常等。多吃糙米还可以治疗便秘，能使细胞功能转为正常，保持内分泌平衡。

产后瘦身可以多食苹果

众所周知，"一天一苹果，医生远离我"。苹果除了含有丰富的维生素之外，还有许多其他营养成分，就连苹果皮都很有价值，可以促进消化。另外苹果中丰富的膳食纤维可以促进胃肠蠕动，促进消化系统健康。产后吃苹果，不仅能美容养颜，还能消脂促消化。现在给大家推荐一种苹果减肥法，有减肥需求的妈妈可以尝试一下。

1.连续3天只吃苹果，不吃其他水果和食物。

2.可以按照三餐的时间吃苹果，或是肚子饿就吃，直到吃饱为止。

3.不管是什么种类的苹果都可以，不过最好选择红苹果，因为青苹果比较酸，容易刺激肠胃。

4.苹果要吃新鲜的，必要时可以洗净削皮，避免农药残留。

5.在这3天内，口渴时，可以选择开水或没有刺激性的茶水，例如薄荷茶、麦茶、红花茶、鱼腥草茶等，避免刺激肠胃。

6.减肥期间，因为远离了刺激性食物，肠胃会很敏感，所以要避免喝有咖啡因的饮料，如红茶、咖啡、绿茶、乌龙茶等，以免肠胃不适。

7.在吃苹果减肥期间，如果出现便秘问题，可以在第3天晚上，喝一两汤匙的橄榄油润肠，促进体内积蓄的毒素排泄。

在此需要注意，在吃苹果减肥3天后，肠胃会很柔嫩，味觉也很敏

感，而且胃会变小，不要在开始进食后一下子吃太多，不要吃不好消化
的食物，可以先从粥、汤类开始。

吃魔芋能够快速瘦身

魔芋的主要成分是葡萄甘露聚糖，富含多种微量元素，并具有低
热量、低脂肪和高纤维素的特点。另外葡甘聚糖中含有多种微量元素和
氨基酸，可以清肠胃，助消化，降胆固醇，防高血压，防糖尿病，更具
有非常强大的减肥功效。但由于天然的魔芋有毒性，因此，在食用前魔
芋必须经磨粉、蒸煮、漂洗等加工过程脱毒。那么魔芋是怎么起到瘦身
效果的呢？

拥有非常强大的吸水膨胀力：魔芋中的葡甘聚糖是一种理想的
膳食纤维，在肠胃里易吸水膨胀，体积迅速增大，可增大至原体积的
30～100倍，从而大大增加了饱腹感，对帮助减轻减肥过程中的饥饿感
非常有效，是减少热量摄入的好方法。

拥有超过任何一种植物胶的黏韧度：魔芋中可溶性膳食纤维的分子
量大，并且具有超出任何一种植物胶的黏韧度，能迅速形成胶态，防止
消化酶与食物之间发生作用，进而减缓了对葡萄糖和脂肪的吸收速度，
降低餐后血糖，减轻饥饿感，从而使进食量下降，达到减肥的功效。

拥有明显的降脂作用：魔芋中的有效成分葡甘聚糖在被人体使用
之后不会在胃里自行消化，它能有效地吸附胆汁酸和胆固醇，并且能够

抑制肠道对它们的吸收。与此同时，由于葡甘聚糖不能被唾液吸收，也不能被胰淀粉酶水解消化吸收，所以，具有明显的降脂、洁胃、通便的作用。对于减肥也是具有良好功效的。

所含热量微乎其微：魔芋又因为其所含热量极低，在充分满足了人们的饮食快感同时，又不会使人增肥。

产后要早下床活动

受我国传统观念的影响，产妇在分娩后必须躺着、坐着，不能过早下床活动，认为会伤身子。而在西方国家，产妇是没有坐月子这一说的。一般来说，产后没有异常的新妈妈，在产后8小时左右就可以下地行走；做过会阴切开术的新妈妈，在产后12小时后开始下地；24小时后，只要身体允许，基本上所有的新妈妈都可下床活动。下床活动的时间，则要根据产妇身体情况而定。对于那些体质较差或难产手术后的产妇，不要勉强地过早下床活动，以免过度劳累。现在可以给大家罗列几条产妇产后及早下床活动给自身带来的好处。

1.活动有利于较快地恢复机体的正常生理功能，早点儿下床活动可以帮助体力恢复，增加食欲，促进母乳分泌及产后的营养吸收。产后所谓"坐月子"，并不是指要卧床休息1个月，而是要适当地休息加活动，才能更好地恢复。

2.下床活动可促进心搏和血液循环的加快，有利于子宫复旧和恶露排出。

3.能改善产妇肠道功能，促进肠蠕动，防止便秘的发生。新妈妈在保证充足休息时，也要养成定时排便的好习惯，分娩后可在医生指导下尽早下床活动，以排出恶露、帮助肠道恢复蠕动，避免便秘发生。

4.缓解血栓形成。产后血流缓慢容易导致血栓形成，新妈妈早下地活动可以促进血液循环、组织代谢，防止血栓形成，这对心脏病及剖宫产的新妈妈极其重要。

5.活动能促进产妇大脑中枢神经系统的兴奋，使其膀胱功能迅速恢复，可减少尿潴留发生的概率。

6.早期活动和锻炼能够加强产妇盆底肌肉和筋膜的紧张度，有助于防止子宫脱垂、膀胱直肠的膨出和痔疮的发生。

7.有助于恢复产妇的体形，防止发生生育性肥胖，使产妇早日恢复苗条的身材。

当然在此要提醒妈妈们，我们提倡的早期下床活动，指的是轻微的床边活动，并不是过早地进行大运动量的体育活动，更不是过早从事体力劳动，要学会自己把握合适的活动量。

要注意防止下床眩晕

很多产妇在产后都会出现头晕的现象，这主要是由体位性低血压引起的。体位性低血压也被称为直立性低血压，是由于各种原因导致的直立时血压较平卧时下降的一组临床综合征。这种情况多发生在产妇产后起床排尿时出现的晕眩等现象。这是因为随着产妇分娩出胎儿，腹部压力降低，大量血液回流到腹部，再加上分娩时出现了不同程度的失血，导致外周的血容量相对减少。产妇的初次下床，由平卧转变到站立，会发生头部供血不足，而导致体位性低血压的发生。因此要对产妇加强日常的护理工作，有效降低产后体位性低血压的发生率，减少下床眩晕的情况发生。

首先，产妇要保证有足够的体力才能下床活动，以免加重头晕的情况，同时在准备离床时，应该坐在床头适应几分钟。很多产妇起身时特别容易感到头晕，这是因为血气供不上身体突然活动的需要，所以为安全起见，下床前先在床头坐5分钟，确定没有头晕后，慢慢地放下两条腿，在床沿悬挂2～3分钟，若无晕眩、视线模糊等症状，再慢慢地起立。注意在产妇站立的过程中，时刻观察产妇的面色、精神、出汗等情况，如有不适，要立即改回平卧。产后可以让新妈妈多喝水，进食半流质或流质的食物，如营养丰富、高维生素的各种汤类补品，尽早排尿，有利于血液循环。

产妇在下床时一定不要过急，离床活动时一定要有家人陪伴，以防摔倒时可以及时进行处理。如果产妇在下床之后出现了晕眩，可以在原地先休息一会儿，观察产妇的脸色，待到血色恢复了，再移动回到床上。

产后要循序渐进做运动

有些新妈妈为了能早日恢复产前身材，在产后1~2个月内就开始盲目节食，或者过量运动，这是一种不科学的减肥方式。其实分娩后半年都是瘦身的黄金时期，刚分娩完的新妈妈，大多身体虚弱，在慢慢恢复身体的过程中，循序渐进地做运动才是最为合理的。

一般来说，产后运动可以大致分为两个阶段：

第一阶段：产后3个月，主要做一些轻松简单的动作。

运动项目：骨盆腔底部肌肉训练、腹部肌肉运动、腿部肌肉运动、胸部运动等。我们一般建议新妈妈最好在床上做这些运动。从最简单的运动做起，根据自己的身体状况决定运动量的大小，以不累、不痛为原则。如果是剖宫产，则需要推迟运动的时间，一般来说，根据医生的叮嘱，在伤口愈合良好之后再进行适量的运动。

第二阶段：从3个月到6个月，可逐渐增加运动量。

运动项目：最好进行全身肌肉力量的恢复训练，并加强腹部和骨盆腔底部肌肉锻炼，运动量需要根据个人体能而定。

产后运动禁忌：

1.前6周尽量避免采用趴着、膝盖和胸部着地的姿势，应该从最简单的动作开始。

2.运动量以不痛、不累为准则，不能急于求成，使自己过于疲劳。

3.如果运动中出现流血量变大或血呈鲜红色的情况，要立即休息，并咨询医护人员。

4.注意保护身体各个关节，尽量不做单脚用力的动作，如跳跃。

5.饭后1小时才能运动，运动后要及时补充水分。

6.动作幅度不要太大，用力不要过猛，要循序渐进，量力而行。

顺产妈妈产后第一天的运动

产后的新妈妈不要急于做运动，尤其是剧烈的运动，如果进行剧烈的运动，很容易导致子宫康复变慢并且引起大出血，甚至会引起分娩时的外阴切口再度遭受损伤。因此在妈妈分娩后的第一天，应当选择适当的活动，这样做有助于产后的身体恢复。

深呼吸：其实深呼吸也属于一项简单的运动。用鼻子缓缓地深吸一口气，再把这口气从口中缓缓地吐出来，可以放松心情，缓解呼吸紧张等情绪。

屈指运动：从大拇指开始，依次向掌心方向握起。再从小拇指依次展开。两手再展开、握起，反复进行这个屈指运动，可以有效地缓解手指关节的疲乏。

转肩运动：曲臂，把手指放到肩部位置，肘部向外侧翻转，做完返回，再向相反的方向转动，如此反复，可以放松肩部、背部肌肉。

脚部运动：妈妈平躺在床上，双腿并拢、伸直，先将右脚下压，左脚上提，再换成左脚下压，右脚上提，双脚交替进行，可以缓解脚部的血液循环。

诸如此类的动作简单易做，既不需要耗费大量体力，身体又能得到活动的机会，对产后循序渐进的运动打好热身基础。

顺产1周之后可以锻炼腹部

妈妈在生完孩子之后，其身体会产生较大的变化：浑身酸痛，活动不便，心情常常会变坏等。顺产妈妈一般在生完孩子的第二天，就能下床进行一些简单的活动，在这里给顺产妈妈推荐的是产后1周可以选择适当的运动锻炼腹部，这样不仅可以调节神经系统功能，增强心肺功能，还能促进腰部及下肢血液循环，减轻腰酸腿疼、下肢水肿等压迫性症状。另外还能帮助消化，减少便秘，促进睡眠，使身体状况得到锻炼和优化，以及提高抵抗力，减少疾病的发生等。

屈体向上运动：

仰卧、膝盖弯曲，脚掌平贴于地面。先吸气后呼气。在呼气的同时收缩腹部肌肉，腰部仍贴于地面上，双手上滑至大腿部靠近膝盖处。

下巴收缩，双眼注视膝盖，将头部和肩部与地面成45°角抬起，然后慢慢恢复成原先的姿势。

每组运动重复10次左右，可根据个人情况选择做几组。

这一组运动可以有效地增强腹部肌肉的强度，身体好的顺产妈妈可以靠这组运动锻炼腹部，有助于防止身体发胖，产后体形也会很快恢复。

剖宫产妈妈在产后4周才能运动

妈妈在分娩后不久就做一些大幅度的减肥运动，容易导致子宫康复放慢并引起出血，而剧烈一点的运动则会使手术断面的康复放慢，剖宫产的妈妈此类情况则更加危险。剖宫产妈妈应在伤口恢复后开始恢复运动。一般在产后4周会进行产科复查，在复查刀口恢复情况后，再根据个人体质才能确定是否恢复健身运动。因此，我们一般会要求剖宫产妈妈在分娩4周之后才可以做产后运动。

剖宫产的妈妈，在拆线前可以翻身或是适当地下地走路，拆线后1周才能适量地进行别的活动。产后4周左右，如果身体恢复较快，新妈妈可以开始在床上做一些抬头、伸曲活动，以此来帮助新妈妈提早恢复肌力，调节身体的新陈代谢。开始运动后要从少量轻度运动开始，缓慢进行，同时避免腹部抻拉运动（如蹲起、弯腰等），导致伤口崩裂。

腹式呼吸：仰卧，双手放在腹部，吸气至下腹部隆起，然后呼气，做深呼吸，每日3次，每次10遍。

胸式呼吸：仰卧，双手放在胸部，慢慢吸气、呼气，做深呼吸，每日3次，每次10遍。

抬头运动：吸气，慢慢抬头，静止片刻，呼气，头部慢慢放下。注意不要使膝盖弯曲，每日3次，每次10遍。

脚跟运动：脚趾做伸屈运动，然后脚腕左右交替转动，每日3次，每次10遍。

剖宫产妈妈初期的恢复操

剖宫产妈妈与顺产妈妈情况不同，为了避免在恢复运动中不小心扯裂伤口，剖宫产妈妈产后恢复操，最初以呼吸运动为主，等到伤口愈合之后，再进行较大动作的肢体伸展。

产后深呼吸运动

1.仰躺床上，两手贴着大腿，将体内的气息缓缓吐出。

2.两手往体侧略张开平放，用力吸气。

3.一面吸气，一面将手臂贴着床抬高，与肩膀呈一直线。

4.两手继续上抬，至头顶合掌，暂时闭气。

5.一面吐气，一面把手放在脸上方，做膜拜的姿势。

6.两手慢慢往下滑，手掌互扣尽可能下压，同时吐气，吐完气之后，两手放开回复原姿势，反复做5次。

下半身伸展运动

1.仰躺，只手手掌相扣，放在胸上。

2.右脚不动,左膝弓起。

3.将左腿尽可能伸直上抬,之后换右脚,反复做5次。

腹腰运动

1.平躺床上,旁边辅助的人以左手扶住产妇的颈下方。

2.辅助者将产妇的头抬起来,此时产妇暂时屏住呼吸,再缓缓吐气。

3.辅助者用力扶起产妇的上半身,产妇在过程中保持吐气。

4.产妇上半身完全坐直,吐气休息,接着再一面吸气,一面慢慢由坐姿回到原来的姿势,重复做5次。

哺乳是最有效的瘦身方式

虽然现在的研究不能证实母乳喂养与产后肥胖的明确关系。但分娩前积存在妈妈体内的许多热量,可以随着产后乳房大量分泌乳汁而消耗掉。母乳喂养不仅满足宝宝对营养的需求,帮助宝宝健康成长,还可以促进乳汁分泌,加快母体的新陈代谢,有助于妈妈身体恢复。有的妈妈担心哺乳期会增加对食物的需求,进食热量多的食物来保存体力,导致身体不断发胖,反而影响身材恢复。其实妈妈不用担心,因为哺乳期间,妈妈多是进食汤汤水水,不至于摄取过多的热能,因此新妈妈在产后一定要选择哺乳,否则体内热量积存消耗不掉,反而容易发胖。

先哺乳再运动

产妇如果要去做运动，在此之前最好先给孩子喂一次奶。那么为什么要这样做呢？这有两个原因：一是在运动之后需要一段时间来休息，再加上运动的时间，会造成孩子长时间不吃奶而饿得哭闹不止，也影响妈妈的运动；二是因为人体在运动之后会产生大量的乳酸，影响乳汁的质量，孩子喝了对健康没有好处。因此建议妈妈在运动之后不要马上给孩子喂奶，最好是隔三四个小时再给孩子喂奶比较健康。

产后不要大补特补

妈妈们在产后的第1～2周主要目标是利水消肿，使恶露排净，因此绝对不能大补特补。

正确的进补观念是：先排恶露，后补气血，恶露越多，越不能补。前2周由于恶露未净，不宜大补，饮食重点应放在促进新陈代谢、排出体内过多水分上。第1周可以吃麻油猪肝或猪肝（适合在早上、中午食用）、山药排骨汤、红枣银耳汤，帮助子宫排出恶露与其他废物；可以喝一点蛋汤、鱼汤等较为清淡的汤；还可以吃些清淡的荤食，如肉片、肉末。瘦牛肉、鸡肉、鱼等配上新鲜蔬菜一起炒，口味清爽、营养均衡。橙子、柚子、猕猴桃等水果也有开胃的作用。本阶段的重点是开胃而不是滋补，胃口好，才会食之有味，吸收也好。第2周则以麻油猪腰、花生炖猪脚、鱼汤等活化血液循环，预防腰酸背痛。另外，每天补充2000毫升~2500毫升水分。等到第3~4周，恶露将净，进入进补期，做菜时适当加米酒，以促进血液循环，帮助恢复体力。

另外要特别注意以下两点：

1.油汤最好少喝，汤中的油多了，奶水中的脂肪量也会增加，新生儿的消化功能还不完备，奶中过多的脂肪有可能会使宝宝拉肚子。

2.一般来说，饮用红糖水不能超过10天：由于红糖所含的葡萄糖比白糖多得多，所以饮服红糖后会使产妇全身温暖。红糖中铁的含量高，可以给产妇补血；红糖中含多种微量元素和矿物质，能够利尿，防治产后尿失禁，促进恶露排出；红糖还有生乳、止痛的效果。但是也不要食用过多，一般饮用不能超过10天，时间过长增加血性恶露，并且在夏天会使产妇出汗更多而导致体内少盐。如果产妇在夏季喝了过多红糖水，必定加快出汗速度，使身体更加虚弱，甚至中暑。

产后新妈妈的饮食标准

1.确认一天所需的卡路里。完全哺喂母乳者产后每天约需2500卡热量，哺喂配方奶者每天约需1800卡热量，如果是混合喂养的情况，则应依照乳汁分泌情况来决定所需的热量。

2.清淡食物配粗粮。怀孕中，母体为了准备授乳而储存了3千克的脂肪。因此产后不可食用过多含油脂的食物，否则乳汁会变得黏稠，乳腺也容易阻塞。做菜时应少放点油，多吃点儿清淡的东西让肠胃慢慢恢复到正常状态。

建议，产后主食以谷类粗粮为主，可以适量增加玉米、燕麦等成分，要注意增加深色或绿色蔬菜的比例。同时，多喝粥和汤，比如小米粥、新鲜的绿叶蔬菜汤、面条汤、疙瘩汤等，都具有良好的清火作用，帮助胃肠道休息调整。

3.多喝开水。产后妈妈要强迫自己多喝开水，这样可以加快胃肠道的新陈代谢，减轻其他食物对肝脏的危害，预防产后消化不良带来的便秘问题。

4.吃水果平衡消化。产后要多加补充水果，水果不仅可以补充人体所需营养，还能实时调整消化功能，减轻肠胃负担。

5.煮过的蔬菜比生的好。在哺乳期维生素将经由母乳转给宝宝，而对妈妈本身来说这也是不可或缺的营养素，因此每天都需食用含丰富维生素的蔬菜，而炒过或煮过的效果将比生食好，尤其可增进脂溶性维生素A、维生素D的吸收。

6.早餐一定要吃。因为不习惯半夜哺乳而打乱生活的步调，因此睡眠不足、食欲不振，结果常常忽略了早餐。其实哺乳期的早餐要比平常更丰富、更重要，切记不可破坏一日三餐或少量多餐的基本饮食模式。

7.充分补充钙质。母体中的钙质因为哺乳而大量流失，所以需注意摄取钙质和促进钙质吸收的维生素D，可以进食一些如香菇、萝卜干等食物，经常晒太阳。

产后要多吃哪些食物

为了尽快恢复身体，新妈妈产后应该多吃下面几类食物：

含铁丰富的食物。分娩过程、产后出血、给宝宝哺乳等都容易造成新妈妈产后贫血，因此在月子期间补铁极其重要。平时可以在饮食上多吃一些含铁量高的食物，如鸡肝、猪肝、鸭血汤、蛋黄、瘦肉、豆类、菠菜、苋菜、番茄、红枣等食物含铁量都比较高，常吃可以有效预防产后贫血。

富含蛋白质的食物。蛋白质是妈妈在月子里必需的营养物质，也是乳汁的主要成分之一。因此，新妈妈在日常的饮食中要多摄入一些蛋白质，如牛奶、蛋类的蛋白质是所有蛋白质食物中品质最好的，最容易消化，氨基酸齐全。另外，也可以选择含有蛋白质的畜肉，如牛、羊、猪肉等；禽肉，如鸡、鸭、鹅肉等；豆类，如黄豆、青豆和黑豆等，这些都是优质的蛋白质来源，每天补充蛋白质可以提高乳汁的奶水质量，有利于宝宝的健康发育。

含钙丰富的食物。对于采取母乳喂养的妈妈来说，每天都需要补充足够的钙质，新妈妈可以每天都吃些富含钙的食物。钙的来源以奶及奶制品最好，奶类不但含钙丰富，且吸收率高，是补钙的最好来源。另外，蛋黄和鱼类、贝类食物含钙也很高，如泥鳅每100克含钙299毫克，蚌和螺类产品含钙量每100克高达2458毫克；植物性食物则以豆类食物含钙量最高，尤其是大豆制品，最高可达每100克含钙1019毫克，对钙质吸收进行食补的同时，可以适当地吃些补钙产品，还要多晒晒阳光，促进钙质吸收。

富含必需脂肪酸的食物。必需脂肪酸是能够调整荷尔蒙、减少发炎反应的营养素，刚刚分娩完的新妈妈，身体会需要必需脂肪酸帮助子宫收缩，恢复到原有大小，所以必需脂肪酸对新妈妈而言特别重要。另外，必需脂肪酸是促进宝宝大脑发育的必需物质，尤其是不饱和脂肪酸，对宝宝中枢神经的发育很重要。因此妈妈在坐月子期间，为了保证能摄取到必需脂肪酸，可以多吃一些富含必需脂肪酸的食物，如牡蛎、鱼类等，有的新妈妈会选择用麻油作为必需脂肪酸的食物来源，还能起到润肠通便的效果。注意不要过多地摄取必需脂肪酸，否则乳汁中的脂肪含量会升高，造成宝宝的腹泻、肥胖，妈妈也容易产生脂肪肝。

最适合新妈妈吃的菜

新妈妈因为分娩流失了一部分血液，消耗了一定的元气，需要修复身体。因此除了多吃些肉、蛋、鱼等食品补充蛋白质外，还要多吃一些蔬菜，用来补充维生素、铁等营养元素。下面这些蔬菜是妈妈月子里最好的选择：

1.莲藕：含有大量的淀粉、维生素和矿物质，是祛瘀生新的佳蔬良药。新妈妈多吃莲藕，能及早清除腹内积存的瘀血，增进食欲，帮助消化，促使乳汁分泌，有助于对新生儿的喂养。

2.海带：含碘和铁较多，碘是制造甲状腺素的主要原料，铁是制造血细胞的主要原料，新妈妈多吃海带，能增加乳汁中的碘含量。铁是制造红细胞的主要原料，有预防贫血的作用。

3.黄花菜：其中含有蛋白质及矿物质磷、铁、维生素A、维生素C等，营养丰富，味道鲜美，尤其适合做汤用，产褥期容易发生腹部疼痛、小便不利、面色苍白、睡眠不安，多吃黄花菜可有助于消除以上症状。

4.莴笋：含有钙、磷、铁等多种营养成分，能助长骨骼、坚固牙齿。尤其适合产后少尿和乳汁不畅的新妈妈食用。

5.黄豆芽：含有大量蛋白质、维生素C、纤维素等，蛋白质是生长组织细胞的主要原料，能修复生孩子时损伤的组织，维生素C能增加血管壁的弹性和韧性，防止出血，纤维素能通肠润便，预防便秘。

月子里的饮食禁忌

产妇在坐月子期间，饮食很重要，如果饮食方面出现了问题，将会严重影响产妇的身体恢复及营养的补充，所以产妇要知道什么才是合理的月子膳食，哪些饮食是月子里不能吃的。下面我们就来看看坐月子的饮食禁忌有哪些：

1.忌食辛辣温燥的食物。辛辣温燥的食物是指大蒜、辣椒、胡椒、茴香、韭菜、葱、酒等一类刺激性食物，这些食物可助内热，从而使新妈妈上火，出现口舌生疮、大便秘结或痔疮发作等症状，而且母体内热还会通过乳汁影响宝宝，致使宝宝的内热加重，因此新妈妈应当忌食以上所列举出来的辛辣燥热的食物。

2.忌食生冷油腻的食物。由于新妈妈在坐月子期间胃肠蠕动较弱，因此过于油腻的食物如肥肉、板油、花生仁等应尽量少食，以免引起消化不良。另外，如果在夏季分娩，新妈妈坐月子期间尤其要忌生冷食物，如冰激凌、冰镇饮料、拌凉菜、凉饭等，这些食物容易损伤脾胃，不利于坐月子期间恶露的排出，还会引起产后腹痛、身痛等诸多疾病。

3.忌食坚硬易引起过敏的食物。新妈妈在分娩完后，脾胃功能还在恢复期，如果进食的食物过于坚硬粗糙，会加重胃肠负担，人体也很难消化吸收，不利于妈妈产后的恢复，而海鲜一类的食物容易引起食物过敏或是细菌感染，直接影响依靠母乳喂养的宝宝健康。另外，新妈妈不要吃存放时间太长的食物。

4.忌食过于酸咸的食物。咸味食物中的钠离子容易使血液中的浓稠度增加，使妈妈新陈代谢功能受到影响，造成血液循环减缓。另外，咸味食物更容易使水分积聚，进而影响妈妈身体里的水分排出，因此，新妈妈在坐月子期间最好避免食用过咸的食物。

由于新妈妈月子期间身体比较弱，需要有一个恢复过程，在此期间很容易受到损伤。酸性的食物会损伤牙齿，使新妈妈日后留下牙齿易于酸痛的隐患。有的新妈妈为了能迅速瘦身，喝醋减肥，其实这样做是不对的。食醋中含醋酸3%～4%，若仅作为调味品食用，与牙齿接触的时间很短，不至于在体内引起什么不良作用，还可以促进食欲。所以，醋作为调味品食用，就不必禁忌，如果把醋当作减肥的手段，肯定会给妈妈身体带来不好的影响。

5.忌食肆意大补的食物。对于产妇来说，一般月子里都会大补，迫切地想要把原来的体质补回来。但是这个时候妈妈一定要特别注意，可以补，但不能肆意大补，要适量而行，因为补品多热性，大补容易生热，要根据实际情况及个人体质来适量补给。有的妈妈会被家人要求进补人参，虽然人参可以很好地促进血液循环、加速血液流动，但也会让人体中枢神经产生兴奋作用，导致失眠、心烦意乱、心神不宁等不良反应，影响妈妈的体力恢复。

6.忌食巧克力、咖啡、茶一类的食物。产妇如果长期在嘴里嚼着巧克力，不仅会影响食欲，还会使身体发胖，而必需的营养素却无法正常补充，造成营养缺乏，必然会影响产妇的身体健康。产妇如果在坐月子期间饮茶、喝咖啡等，其中包含的咖啡因会通过乳汁进入婴儿体内，引起宝宝肠胃痉挛。

7.忌食大麦及其制品的食物。大麦以及其制品，如大麦芽、麦乳精、麦芽糖等大麦制品，具有回乳作用。如果产后新妈妈正在采取母乳喂养，最好忌食大麦及其制品。

8.忌多吃味精。一般而言，成人吃味精是无害的，而婴儿，特别是12周内的婴儿，如果哺乳期间的妈妈在摄入高蛋白饮食的同时，又过量食用味精，则不利于宝宝的成长。因为味精内的谷氨酸钠会通过乳汁进入婴儿体内。过量的谷氨酸钠对婴儿，尤其是12周内的婴儿发育有严重影响，它能与婴儿血液中的锌发生特异性的结合，生成不能被机体吸收的谷氨酸，而锌却随尿排出，从而导致婴儿锌的缺乏，这样，婴儿不仅容易出现味觉差、厌食等症状，而且还可能造成智力减退、生长发育迟缓等不良后果。因此为了婴儿不出现缺锌症，新妈妈忌吃过量味精。

9.忌喝大量白开水。通常新妈妈在怀孕末期都会有水肿现象，而产后坐月子正是身体恢复的黄金时期，这段时间要让身体积聚的水分尽量排出，如果又喝进许多水，则可能不利于身体恢复。如果是剖宫产的妈妈可能需要服一些药物，则仍需饮用适量的水分，但不要一次饮用大量水，而应该分次适量喝。

10.忌吃中药食疗。一些产后新妈妈为了补充体内的营养元素，会选择用中药调补身体，或者是在食物中加一些中药食材，其实身体正常的产妇不需要药物进补，可针对产后症状用些中药，配合食疗调理。对于月子里的产妇来说可以中药食疗，但前提是中药食疗要对症，不可自行乱补，盲目跟风地进行食疗。

产后新妈妈的饮食一定要注意，不能再像平时一样无所禁忌，要考虑宝宝所吸收的营养物质都是通过妈妈输送来的，所以妈妈吃好了才能保证宝宝吃好，对于应该忌讳的食物，不要心存侥幸。

哺乳期妈妈的减肥细则

很多妈妈认为，怀孕期和哺乳期需要增加热量摄入，为分娩和哺乳提供充足的能量，但是她们高估了需要增加的热量，大量增加食物摄入，也就导致了肥胖。而且一些在怀孕期间形成的习惯会在产后持续下去，尤其是摄入热量方面，如每天吃3次甚至更多次的点心、运动减少等。因此产后及时的减重非常重要，那么哺乳期的妈妈应该如何健康减肥呢？

1.减肥的时间：开始减肥前要征求医生的同意，这非常重要。通常建议哺乳期妈妈产后6～8周后才开始减肥，因为产后身体需要一段时间进行恢复，同时身体也需要一定的能量来保证充足的奶水供应。

2.减肥的速度：根据美国妇产科学院建议，母乳喂养期间，每周减肥0.5千克较为适宜，不会对婴儿的发育产生不良影响。

3.减肥的方法：当面临体重问题的时候，不要盲目地选择减肥方法，更不要用药物去减肥。可以改变自己的饮食习惯，找到适合自己并可以长期坚持的运动方式，随着摄入热量和消耗热量的变化，体重自然会下降。

4.日常饮食：新妈妈需要根据自己的哺乳方式适当地增加能量摄入，建议新妈妈每天需要摄入225克～375克的蛋白质类食物，尽量选择鱼类、瘦肉或去皮禽肉等脂肪含量低的肉类食品。

5.适当活动：哺乳期妈妈尽量从简单而又低强度的运动开始，比如慢走、推着宝宝散步等，学会建立规律的运动习惯。

掌握以上五个减肥细则，即使是哺乳期的妈妈，也可以恢复到生孩子前的身材。

适合哺乳妈妈的柔软体操

哺乳期的妈妈适当做些运动，不仅可以预防或者减轻因分娩给身体带来的不适及各器官功能的失调，还可以帮助新妈妈恢复到生孩子前的身材。

下面给大家介绍一套适合哺乳期妈妈锻炼的柔软体操，顺产妈妈可以从产后1周开始锻炼，会阴有侧切口的妈妈可以从产后半个月开始练习，而剖宫产妈妈为了更好地保养身体，最好选择在产后6周开始锻炼。新妈妈可根据个人体质逐渐增加运动量，以不累不疲为原则。

上肢运动：平躺，两手臂左右平伸，上举到胸前位置，两掌合拢，然后保持手臂伸直放回原处，每日两遍。

大腿运动：平躺，将一条腿尽量抬高与身体垂直，放下换另一条腿做相同动作，慢慢锻炼可以将两条腿同时举起放下，每日两遍。

小腿运动：双腿并拢站好，双手放在脑后，左腿弯曲，右腿向外侧伸直；右腿弯曲，左腿向外侧伸直，左右交替进行5次。

胸部健美操

新妈妈在产后一般都会有乳房下垂、松弛等现象，新妈妈在产后3天即可开始做胸部健美操来恢复乳房弹性，防止胸部下垂，维持胸部肌肉的坚实。下面给新妈妈推荐几种简单有效的胸部健美操。

双臂开合上提运动

1.站立的姿势，双臂在体侧平举，屈肘，保持上臂不动，将双前臂上举，使上臂与前臂呈90°，双手握拳，掌心朝向自己。

2.保持上臂与前臂呈90°不动，将双臂平行向体前移动，直到左右两侧肘关节及左右拳紧贴在一起，再将肘关节及左右拳分开回到侧平举，手肘手臂开合动作练习10次。

3.将紧贴在一起的肘关节及拳头用力向上提，重复练习10次。

此项运动可以锻炼胸部扩张，防止乳房下垂，紧实胸部。

左右拉毛巾

1.站姿或者跪姿，双臂在头部两侧平行上举，双手紧握一条毛巾。

2.右手用力向右侧拉毛巾，带动左手向右侧弯曲，直到右臂伸直为止，静止片刻后回到原点，再向另一侧拉毛巾，反复练习。

此项运动可以锻炼乳房两侧肌肉，防止产后胸部外扩。

握拳夹书

1.将两本略厚的书分别夹在腋下两侧。

2.双臂夹住书的同时，屈肘，将前臂在体侧向前弯曲，与地面平行，双手握拳，拳心向上，尽量将双臂用力向内夹，使其保持不掉，坚持一段时间，直到手臂发酸再放下。

此项运动可以锻炼胸部肌肉，紧实乳房，防止胸部松弛。

双掌推墙

1.面墙而站，双腿分开与肩同宽，抬头挺胸收腹。

2.双臂向前伸直，与肩齐平，手指并拢，将掌心紧贴墙面。

3.屈肘，将身体贴近墙面，手掌使力推压墙面，直到手臂伸直，重复练习多次。

此项运动主要是锻炼胸大肌，防止乳房下垂。

小妙招让新妈妈皮肤恢复光泽

1.充分休息，保证睡眠。如果长时间休息不好或者睡眠时间比较短，皮肤就会暗淡无光。因此，新妈妈必须保证充足的休息时间，这样皮肤才好。

2.勤洗澡。洗澡的时候毛孔张开能够让身体的污垢排出并洗净，可以让肌肤富有光泽。洗澡之后，最好是再使用一些天然的、没有刺激的保湿滋养品，更利于皮肤的保健。

3.睡前喝牛奶。每晚睡前喝1杯牛奶，不仅可以安眠，还能够美白肌肤。

4.早晨喝蜂蜜水。早上起床之后空腹喝1杯蜂蜜水，就可以起到排宿便、排肠毒的作用。

5.米醋洗脸。米醋可以抑制皮肤细菌滋生，改变皮肤的酸碱度，在洗脸水里面放入一点米醋是不错的保健方法。新妈妈早晨洗脸的时候，可以在水中滴7～10滴米醋，长期使用，可以使皮肤恢复光泽和弹性。

6.按摩。每次洗完脸，新妈妈可以用双手从内到外轻拍面颊，但是动作不要太大，以造成皮肤轻微的颤动为宜。

7.补充维生素。适当补充维生素C能够抑制色素沉着，维生素E能使肌肤中的血液明亮干净，维生素A可以改变老化的肤质和黯淡的肤色。

护肤品要注意季节的更换

护肤除了需要根据皮肤的特点，比如干性、中性、油性或混合性来选择滋润型或清爽型护肤品外，还需根据季节的不同选择护肤品。

夏天坐月子的新妈妈，皮脂腺分泌很旺盛，可以选择质地清爽的乳液类、凝胶类产品。出油严重的新妈妈，还可以在"T"字部位使用控油产品。

冬季，人的皮脂腺分泌较弱，皮肤比较干燥，可以选择保湿性强的护肤品。

自制祛斑面膜

1.牛奶面膜：将30毫升鲜奶倒入容器中，再将面膜纸放入其中，使之浸透。将浸透了牛奶的面膜纸轻轻敷在脸上，15～20分钟后，揭下面膜纸，用清水洗净即可。

2.橄榄油面膜：橄榄油50毫克，蜂蜜20克。将橄榄油放入容器中，隔水加热至37℃左右。在加热后的橄榄油中放入蜂蜜调匀，再把面膜纸或纱布浸在橄榄油中，等到面膜纸或纱布完全浸透后，覆盖在脸上，20分钟后取下，用清水洗净即可。

3.鸡蛋面膜：将鸡蛋浸入适量的白酒当中，密封28天后取出。每晚睡觉前，以蛋清敷面，长期坚持，能够美白祛斑。

油性皮肤的护理

由于怀孕期间黄体激素的分泌，再加上分娩后为了照顾新生儿，常常导致新妈妈睡眠不好或有生活、情绪压力。这些情况下，一些油性皮肤的新妈妈脸上就会长许多青春痘。此外长痘痘除了是内分泌变化的原因外，也有可能是坐月子时恶补过头。

在此建议妈妈用以下方法好好护理油性皮肤：

1.勤洗脸。妈妈在产后容易出汗，再加上油性皮肤分泌出的油脂，可以每天用37℃左右的温水搭配性质温和的洗面奶，多次清洁肌肤，避免汗液和分泌物留在皮肤上。

2.多喝开水，多吃水果蔬菜，保证肠胃功能正常，少熬夜，保持睡眠充足。

3.注意饮食平衡，不要在产后进行恶补，过量营养也会加重油性皮肤的分泌。

4.忌辛辣食物和动物油等食物，不吸烟、不饮酒，调节体内油脂平衡，改善油性皮肤。

干性皮肤的护理

妈妈分娩后，由于缺水或是忙于照顾宝宝没有好好地保养，皮肤可能会失去以前的光泽而略显粗糙，有些皮肤还会因为水分缺失出现局部脱皮现象。

在此建议妈妈用以下方法好好护理干性皮肤：

1.干性皮肤的妈妈不要频繁地洗脸，频繁洗脸会将皮肤上的天然油脂洗净，可以试试用婴儿皂或甘油皂洗脸。

2.使用能给皮肤增加水分的护肤品，涂抹在干燥脱皮区内，并轻轻加以按摩。

3.随身准备一瓶保湿喷雾，每隔一段时间喷一下，给肌肤随时补水。

4.注意饮食营养平衡，多吃含纤维丰富的蔬菜、水果和富含维生素C的食物，以增加细胞膜的通透性和皮肤的新陈代谢功能。

5.可以多喝白开水，正确的喝水习惯会使皮肤迅速恢复水润，少喝带有兴奋作用的饮品，如咖啡、酒、茶等。

中性皮肤的护理

中性皮肤又被称为混合性皮肤，是介于干性皮肤和油性皮肤之间的一种肤质，这种肤质比较特殊，常常出现干燥与油性共存的现象，尤其是脸部皮肤，有的地方油脂旺盛起痘痘，有的地方却是干燥脱皮，那么应该怎么护理中性皮肤呢?

1.每天早晨、晚上先用温水湿润浸泡皮肤，再给皮肤清洁控油。中性皮肤在缺水的同时需要清除多余的油脂，可以使用控油洁面乳，既能控油，又能在使用之后保持皮肤清爽不紧绷。

2.每次用温水清洁完皮肤后，用温度稍低一些的冷水再次清洁面部，可以起到收缩毛孔的效果。

3.脸部清洁之后可以搭配保湿补水霜，让肌肤保住水分不流失，更好地护理肌肤。

4.多喝水，注意日常饮食，调节肠胃功能和内分泌。

经常按摩头皮

有的新妈妈在洗发时会发现脱发问题很严重，大把大把的头发脱落让人心疼。一般产后脱发会随着妈妈内分泌水平的恢复变得正常，但在日常，我们也可以选择用按摩头皮的方法改善脱发现象。中医认为"头为诸阳之会"，所有经络都汇集到头部，因此头皮上有许多穴位，经常按摩头皮不仅能够促进毛囊和头发健康，保持正常的新陈代谢，有利于头发的生长发育，使头发光泽柔韧，而且能改善头皮油脂分泌过多的现象，减少头皮屑，预防掉发和变白危机。

1.洗头发的时候，不要用力拉扯头发，应用指腹轻轻地按摩头皮，促进头发的生长以及脑部的血液循环。洗头发也是有讲究的，不当的洗发方式也会造成头发的负担，所以妈妈们要用正确的按摩方法进行操作：自然坐好，用手指与手掌从前额发际处向后脑勺来回按摩30次，使头皮发热；再以弯曲的手指从发际向后轻轻敲打，来回做10次，使头部放松。此按摩每日可做2次，每次10分钟左右。要注意手法轻柔，不要让指甲划破头皮。

2.洗完头发后，再继续用指腹按照正确的按摩手法，轻轻按摩头皮。

3.梳头可以对头皮进行按摩，促进血液循环，经常用木质梳子梳头也是一种好的按摩方法。先把发尾打结的地方梳通之后，再从发根梳向发尾，这样可以防止头发分叉、断裂。

4.平时没事可以用手指梳理头发，向前或向后，每天数次，每次5分钟左右。挠头也是一种最简单的头皮按摩方法。

适度清洗头发

健康毛发的前提就是清洁。新妈妈的头发每天分泌的油脂很多，容易黏附环境中的灰尘，增加毛发梳理时的摩擦力，发质变得暗淡、干燥、开叉，甚至断裂脱落。所以，及时清洗头发对预防产后脱发很重要。当然，产后对头发的清洗一定要适度。

有些妈妈会担心太频繁地洗头发会引起头皮油脂分泌而伤害头发发质，一般在清洗完头发之后的4小时，发根部位的油脂会恢复到正常水平，因此妈妈在洗头发时一定要用正确的方法适度地给头发清除油脂，防止头发分叉、出现头皮屑、出现断发等情况的发生，保持头发的清洁。

坐月子颈部的保养

新妈妈在产后要注意平时的各种姿态，一般的坐姿、站姿、睡姿等姿势如果不正确，都会对颈部带来危害，除了会让脖子变形外，也极其容易产生皱纹。

1.日常对颈部肌肤一定要多加护理，如果发现颈部出现了异样，要尽快采取办法特别护理，改善颈部皮肤肤质，及时恢复颈部肌肤健康。

2.每日用茶包敷在颈部位置，用手轻拍，可修护颈部肌肤。在每天洗脸时，也要考虑到颈部，做保养不要忘了颈部护理。

3.可以对颈部多多锻炼，前后左右地活动颈部，避免颈部肌肉僵硬。

维持胸部弹性的训练

有很多妈妈在给孩子哺乳后都有过这样的困扰，那就是胸部不再像以前那样富有弹性，乳房下垂的现象也随之而来。那么有什么办法可以在哺乳期也能维持胸部弹性呢？

1.时刻保持挺拔优美的体态。妈妈们要时刻有意识地做到提臀、收腹、挺胸、松肩。

2.建议均衡哺乳。也就是两侧乳房换着喂，而且时间相同，尽量不要让孩子只吃一侧乳房，否则时间久了会造成乳房一大一小。喂奶时，先让孩子吮吸一侧乳房，吸空后再吸另一侧，反复轮换，这样可使每侧乳房都得到均匀哺乳，断奶之后两侧保持等大，有利于乳房健美匀称。

3.多吃对乳房有帮助的食物。如富含胶原蛋白的鸡爪、牛蹄、牛蹄筋、鸡翅等，应该对改善因为营养不足所导致的胸部萎缩或下垂有很大帮助。

4.正确选择胸衣：

（1）外扩型乳房应选择向内集中的罩杯，而且罩杯应比实际尺寸大一个规格，这样才能有效促进乳房内组织的血液循环。

（2）选择戴上后呼吸顺畅、有上托感觉的胸衣。

（3）在家里也要尽量穿着、衣。坚持佩戴合适的文胸可以给乳房很好的支撑力，有效预防乳房下垂。

（4）晚上睡觉时必须摘掉胸衣，这样可以保证正常的呼吸和循环，让乳房完全放松。

5.注意沐浴时不要用过热的水来冲淋胸部，否则会加重乳房的松坠和下垂。

6.局部胸部上提：

（1）平展扩胸。双臂平伸，手向后扩展，掌心向后，臂根紧致，上提向上扩胸。

（2）单侧手臂上举，双臂轮换做。

（3）挺胸，感觉侧腰部多余脂肪和小腿腹都在跟着向上拉伸，最大限度地带动胸的上提。

7.经常给自己的胸部做按摩。按摩时一定要用按摩乳或润体乳，不要用手直接按摩乳房，那样会产生生硬的摩擦，不利于乳房恢复弹性。

按摩方法：按摩右胸时右手向内，左手向上；按摩左胸时左手向内，右手向上，交替进行，这将有效地防止乳房发生萎缩和下垂。

>> 杨力谈坐好月子不留病

CHAPTER

5

远离月子病

如何预防产后便秘

新妈妈由于怀孕期间激素分泌的改变，使得肠胃蠕动变慢，加上分娩时流失的4千克左右的水分，新妈妈都会伴有不同程度的便秘症状。那么怎么做才能更好地预防便秘呢?

在日常饮食上，要多喝汤、多饮水；每日进餐多食杂粮，做到粗细粮搭配合理；在吃肉、蛋等高热量食物的同时，搭配吃一些含纤维素多的新鲜蔬菜和水果。

平时生活中，要养成良好的排便习惯，长期坚持形成定时排便的条件反射，另外还应保持愉快的心情，避免精神刺激引起的不良情绪，这会导致胃酸分泌量下降，减慢肠胃蠕动，容易形成便秘。

日常的一些生活细节，如每天早上空腹喝一杯凉白开，及时给身体补足水分，防止因体内缺水而使粪便无法形成或干结；可以多喝蜂蜜水，多吃香蕉，有效预防便秘；也可以适量做些运动，加强肠胃蠕动，防止食物在体内堆积时间过长引起的便秘。

产后便秘应该怎么进行治疗

新妈妈在很多时候都会出现产后便秘的情况，一般中医或西医针对便秘都是采用导泻通便，但是，由于产后妈妈身体虚弱，加上水分的流失，一般选择使用液状石蜡、果导等缓泻剂，或者直接使用开塞露或温热肥皂水灌肠。然而，这些治疗方法有的是味道难闻，有的方法不好在家中操作施行。因此，对于产后便秘，多推荐使用食疗的方法，方便且易于操作，对身体还能增加营养。

1.调整产后膳食结构：产妇便秘尽量吃一些易消化、通肠润便的食物，其中汤类食物是首选，如稀饭、面汤、米汤、鸡蛋汤、猪蹄汤等，都能帮助产妇通肠润便。每日进餐搭配一定比例的杂粮，要粗细粮搭配，做到主食多样化。在吃肉、蛋食物的同时，注意摄入含纤维素多的新鲜蔬菜和水果。蔬菜可为菠菜、芹菜、洋葱、苦瓜、空心菜、韭菜等。

2.食疗润肠通便：可以多吃富含有机酸的食品，例如酸奶，增加消化与通便功能，可以多饮用；多吃含脂肪酸的食品，如花生米、松子仁、黑芝麻、瓜子仁等，水果可以多吃一些如香蕉、苹果、梨、杏等水果。

3.多活动：产后便秘了千万不要长时间地躺在床上，适当增加每天的活动量，多在室内走路运动，可以促进肠胃消化。

4.在进行食疗的同时，还要养成定时排便的习惯。即使没有排便的感觉，也可以在便桶上坐一会儿，时间长了，就会形成条件反射，养成定时排便的习惯。

产后水肿的原因

产后水肿，是指女性分娩后脸部或四肢水肿，多是因皮肤内积聚水分而产生的。一方面是因为子宫变大，影响到血液循环从而引起了水肿；另一方面是受到黄体酮的影响，身体代谢水分的能力变差，保留了一些多余水分，出现水肿现象。如果只是通过排尿来缓解水肿，效果可能会不大明显，产妇可以用出汗来消除水肿。

意见建议：针对产后水肿，中医会以补肾活血的食疗方法，如用薏苡仁红豆汤、红糖生姜汤，哺乳期适当进行运动可促进全身血液循环，增加母乳量，对产后消除水肿也有很好的效果。产后水肿多因产后亏虚、气血虚弱、水道运化失调等所致，也可考虑去看中医，根据辨证采用中药调理，多能逐渐恢复。

如何防治水肿

1.确保产后吃的食物不要太咸，虽不禁止摄水量，但是在睡前一定要少喝。

2.可以补充脂肪含量较少的肉类或鱼类。

3.营养补品不宜吃太多，以免加重肾脏负担。

4.可以适当吃些山药、大枣、薏米、冬瓜等健脾益气、行气利水的食物。

产后水肿食疗餐

泥鳅钻豆腐

原料：泥鳅、豆腐

做法：鲜活的泥鳅用水冲洗干净，用清水养着，放两片生姜，加一两滴生油（泥鳅喝进生油后，就会陆续排出肠子里的脏物，这样可以去泥腥味）。先在锅中放适量凉水，加入活泥鳅，再加入豆腐，用文火焖着。这时，水比豆腐先热，随着水温升高，泥鳅耐不住高温，会往凉豆腐里钻。当泥鳅不再动了，加入适量油、盐等调料，再用大火急速将泥鳅焖熟，撒上姜末葱花，装盆上桌。

功效：这道菜营养丰富，滋补身体。对产后虚弱、下肢小腿水肿有显效。

红豆薏米姜汤

原料：红豆、薏米、老姜

做法：红豆和薏米用冷水浸泡3小时以上，将老姜与红豆、薏米同煮，大火煮开后转小火继续煮40分钟，待红豆、薏米煮熟软后，再适量放入白糖即可食用。

功效：红豆和薏米相配具有利水渗湿、健脾消肿的功效。

红糖生姜汤

原料：生姜、红糖

做法：生姜连皮用水洗净，切碎成粒，把姜与红糖一起放入煲煮，用适量水，大火煲至汤沸，改用慢火续煲45分钟，趁热饮用。

功效：可以祛风散寒、活血祛瘀，可加速血液循环，刺激胃液分泌、帮助消化、健胃、开胃，生姜连皮有行水消肿的效果。

大豆汤

原料：大豆、白术、鲤鱼

做法：鲤鱼去鳞洗净。将大豆、白术洗净，放入砂锅内，将鲤鱼放入同煮。先用大火烧开，再改小火慢煮，至豆、鱼熟透即可，可以空腹食鱼、豆，饮汤。

功效：这道汤不仅能利水消肿，用于产后水肿，对产后母体康复也有良好的功效。

豆瓣鲤鱼

原料：带骨鲤鱼肉、豆瓣酱、葱、姜、蒜、湿淀粉。

做法：将色拉油入锅，旺火烧至油热时下鱼块炸黄捞出。锅中留少许油，下葱末、姜末、蒜末、豆瓣酱，加酱油、料酒、白糖、鱼块、鲜汤入味，用湿淀粉勾芡即成。

功效：鲤鱼味甘、性平，食之可利水消肿、下气通乳，特别适合虚弱体质、产后水肿食用。

龙眼肉粥

原料：龙眼肉、粳米、白糖

做法：龙眼肉洗净，切成小丁块备用。粳米淘洗干净与龙眼肉放入锅中，加水置炉火上煮，煮至米烂开花，粥汁黏稠时关火，再将白糖放入搅匀，即可食用。

功效：适用于产后脾胃虚弱所致水肿，亦可治疗产后贫血。

龙眼姜枣汤

原料：龙眼肉、生姜、大枣

做法：生姜洗净，切片连同龙眼肉、大枣放入砂锅中，加水用大火烧开后，改中小火，共煮40分钟左右即可，去姜，食龙眼肉、枣，饮汤。

功效：对产后脾胃虚弱所致水肿有一定疗效，对于产后失血过多、脾虚泄泻、心悸失眠等亦有较好的疗效。

子宫脱垂的原因

1.急产：急产时由于盆底组织和阴道肌肉还没有来得及逐渐扩张，就被突然的、强大的胎头压迫并撕裂，又没有及时修补，分娩后盆底支持组织未能正常恢复。

2.滞产：滞产时胎头对孕妇阴道和盆底组织的压迫时间过久，对盆底组织造成损伤，从而引起子宫脱垂。

3.产后便秘、咳嗽、持续下蹲动作也会造成产后子宫脱垂，产后没有躺卧休息；过早参加体力劳动等使腹压增加造成子宫下垂。产后的1个月到45天之间，新妈妈应该多注意休息，平时最好采取坐位或者站位，避免久蹲。坐完月子后，可以适当做些产后运动，例如提肛运动等，对于产后身体恢复很有好处。

4.使用束缚带：现在很多的育婴网站会宣传束缚带可以帮助产妇恢复身材，这种方式也可能造成产妇子宫脱垂。其实，除了为压迫剖宫产伤口避免渗血可以适度使用束缚带之外，其他情况建议不要使用，因为它虽然可以帮助恢复身材，但可能无形中会增加产后尿失禁、子宫下垂的概率。

子宫脱垂的预防

子宫脱垂是指子宫从正常位置沿着阴道下降，甚至脱出阴道口外。造成子宫脱垂的原因，主要是由于分娩时损伤盆底肌、阴道，产后又没有好好保养，不能完全复原而致，也会因产后便秘、长期咳嗽、持续下蹲动作造成子宫下垂。

其实子宫脱垂完全可以预防，关键在于接生人员能做正确的分娩处理，及时发现和修补产道与骨盆底组织的裂伤。

产妇本人日常也要注意产时和产褥期卫生，分娩时，新妈妈不要着急于尽快地分娩，一定要做到不过早和不过度用力，避免急产、滞产，减少对子宫的损伤。分娩后，新妈妈要充分地躺卧休息，不定时地更换卧床姿势。避免过早跑步、走远路和过度操持家务与体力劳动，避免蹲位干活，最好是站着或坐着。更要注意防止便秘或咳嗽，因为这些都能增加腹腔内压，使盆底组织承受更大的压力，而容易发生子宫脱垂，要及早进行纠正和治疗。积极进行适度运动，锻炼骨盆底肌肉及腹壁肌肉，多做俯卧、胸膝卧位，帮助子宫保持前倾位。

产后尿失禁

产后尿失禁是指产妇产后不能控制小便而尿自遗，通常是属于张力性尿失禁。一般现代医学认为，产后尿失禁是由于产妇分娩时，胎儿先露部分对盆底韧带及肌肉的产生压力导致韧带和肌肉过度扩张，特别是使支持膀胱底及上2/3尿道的组织松弛所致。有些女性在产后剧烈咳嗽，尿也会不自主地流出些许，很是尴尬，其实产后尿失禁是新妈妈常见的一种症状，所以妈妈无须过度担心。

进行憋尿练习

由于女性怀孕、分娩损伤到膀胱周围的支撑组织，伴有尿失禁的情况发生。现在介绍一下怎么进行憋尿练习，让新妈妈摆脱尿失禁的尴尬。

这种方法通常在小便的时候进行。在练习过程开始前，要放松心情，不要给自己增加压力，全身呈松弛状态，两腿自然张开。具体方法为：小便不要一次性畅快淋漓地解出，分步完成，可以先解一点儿，中途憋几秒钟，然后再解一点儿，一直到解完为止。注意练习过程中，不要收缩双腿、腹部与臀部的肌肉，避免影响收缩提肛肌。在掌握了憋尿练习方法后，新妈妈就可以随时随地勤加练习，学会控制盆底肌肉的收缩，改善尿失禁的情况。如果在产后 4 个月以上，尿失禁的情况还未得到改善，那么建议去泌尿科和妇产科进行检查治疗。

尿失禁的紧急措施

产后尿失禁现象虽然属于正常的产后症状，但发生时难免令人尴尬。为了避免在发生尿失禁现象时不知所措，有此困扰的妈妈，可以随身携带卫生护垫或卫生巾备用，情况严重者也可以选择使用成人纸尿裤应急，在选用此类卫生巾或纸尿裤时，注意外观是否整洁干净，表面有无破损或异味，认真选择贴身用品，保证质量安全。

这些紧急措施也只是能起到临时解决的作用，想要从根本上解决尿失禁问题，恢复正常生活，新妈妈还是应多加练习憋尿，或是寻求医师的帮助，从根本上解决产后尿失禁问题。

产褥感染的症状

产褥感染指的是生殖器官感染性疾病，在产褥期由生殖器官感染而引起的炎症。那么女性出现什么样的症状才是产褥感染呢？下面介绍产褥感染的6大症状供大家参考：

1.外阴、阴道、宫颈炎：分娩时会阴部侧切导致伤口感染，出现局部红肿、灼热、疼痛等症状，脓性分泌物刺激尿道口出现尿痛、尿频。伤口处感染，缝线陷入肿胀组织内，针孔流脓，拆线后刀口裂开。阴道与宫颈感染表现为黏膜充血、溃疡、脓性分泌物增多，日后导致阴道粘连甚至闭锁。

2.子宫内膜炎、子宫肌炎：病原体细菌经胎盘剥离后，从而引起急性子宫内膜炎及子宫肌炎。常表现为重恶露有臭味、下腹部有压痛，重者出现寒战、高热，头痛、心率快、白细胞增多等现象。

3.盆腔结缔组织炎及输卵管炎：感染进一步扩散，病原体沿子宫旁淋巴或血行达宫旁组织，出现急性炎性反应而形成炎性包块，同时波及输卵管系膜、管壁。表现为高热、寒战、下腹痛等，盆腔和输卵管甚至出现脓肿。

4.盆腔腹膜炎及弥漫性腹膜炎：炎症继续发展，扩散至子宫浆膜，导致盆腔腹膜炎，继而发展成弥漫性腹膜炎，表现为高热、恶心、呕吐、腹胀，检查时下腹部有明显压痛、反跳痛。

5.血栓性静脉炎：病变发生在盆腔内的静脉血管，病变常为单侧性，多发生在产后1～2周，继子宫内膜炎之后出现高热、寒战等症状反复发作，持续数周。

6.脓毒血症及败血症：当感染血栓化脓，会液化脱落进入血循环引起脓毒血症，出现肺、脑、肾脓肿或肺炎等症状。如果炎症再进一步发展，细菌大量进入血循环并繁殖，还会引起败血症，导致出现昏迷、休克等中毒症状，甚至危及生命。

如何预防产褥感染

产褥感染不仅会严重影响产妇的健康，严重者甚至危及生命。因此预防产褥感染工作，应从孕期就开始。

1.孕妇应定期到医院进行产前检查，加强孕期保健，积极发现治疗感染性疾病，及时补充营养，防治贫血，增强体质；及早发现妊娠中毒症和其他并发症；预防和治疗阴道滴虫病和霉菌性阴道炎。

2.在孕期的最后1个月，禁止性交和洗盆浴，注意这段时期的保养，预防感染。

3.分娩时，应尽量进食和饮水，抓紧时间休息，避免因过度劳累导致身体抵抗力降低。如果胎膜早破、产程延长或需要剖宫产，应该用抗生素预防感染。

4.确定接生人员经过严格训练，保证接生时无菌操作，避免把病菌带进产妇体内。

5.产后要注意卫生，保持外阴清洁，注意保护剖宫产伤口，及时进补营养，增强身体的抵抗力，预防产后感染。

6.产后早下床活动，以使恶露尽早排出，做好产后保健操，增强体质，保持良好的身体状况。

产后尿潴留的原因

产后尿潴留是指产妇产后出现尿液积聚在膀胱内而无法及时排出的病症。一般来说，妈妈在顺产4～6小时就可以自己排小便了，但如果在分娩6～8小时后，甚至在月子中，仍然不能正常地将尿液排出，并且膀胱还有饱胀的感觉，那么，就可能已经患上尿潴留了。通常患上产后尿潴留的原因如下：

1.由于盆腔内压力突然下降，引起盆腔内瘀血，加上产程过长引起体力的大量消耗，而导致排尿困难。

2.产后妈妈因为会阴侧切或会阴撕裂等创伤，使支配膀胱的神经功能紊乱，惧怕疼痛而不敢用力排尿，导致尿潴留发生。

3.由于妊娠时腹壁持久扩张，产后发生松弛，腹压下降，无力排尿。

4.分娩前或分娩过程中应用大剂量的解痉镇静药，降低膀胱张力而引起尿潴留。

自我缓解尿潴留

一般产妇在产后4～6小时就会自行排尿，如果超出这段时间感觉膀胱已经胀满却无尿意，或有尿意但排不出尿液，称为尿潴留。可试用以下方法自我缓解：

1.局部热敷法：用食盐500克炒热，装入布包，趁热敷在小腹部。冷却后炒热再敷，如此循环。或者用热水袋热敷小腹部，可使尿道通畅而排尿。

2.条件反射法：拧开水管或用水杯倒水，哗哗的流水声可以刺激排尿中枢，诱导排尿。

3.加压按摩法：在排尿时按摩小腹部，并逐渐加压，可促进排尿。

4.吹鼻取嚏法：用皂角粉少许，吹入鼻中取嚏，可使排尿成功。

5.呼吸调息法：呼一次气，吸两次气，反复进行，直到排尿为止。

6.通下大便法：用开塞露一支，注入肛门，有便意时排大便，一般尿液会随大便排出。

另外，患有尿潴留的新妈妈要注意日常生活起居，多注意休息，避免劳动。饮食以清淡、易消化食物为主。情况严重者就需要在医生的指导下，严格使用导尿管来缓解尿潴留。

产后疼痛

有些妈妈认为自己熬过了分娩时最折磨人的疼痛就万事大吉了，其实不然，新妈妈常常在产后会遭遇到比分娩前更多的身体疼痛，由于每个母体的身体情况各不相同，所以每个人遇到的产后疼痛也不一样，现在给大家列举几种疼痛以及相对的缓解方法，方便妈妈在照顾宝宝时，能关注自身的健康。

1.刀口痛。自然分娩中经历侧切的新妈妈，刀口在愈合后还是会隆起，并在按压时会有疼痛感，可能是形成了疤痕疙瘩。一般来讲，疤痕组织是胶原纤维，在术后一段时间后，会被分解、吸收，疤痕也会变软、变小，疼痛感减轻或消失。但是天生的疤痕体质，伤口在愈合阶段胶原纤维合成过多，致使疤痕肥大，形成按压时带有疼痛的疤痕疙瘩。

缓解办法：

（1）到医院确定刀口是否形成了疤痕疙瘩，如果答案确定，可在医生指导下进行局部外敷药膏，减轻疤痕疙瘩及不适症状。

（2）如果疤痕特别严重，可去医院做去疤痕手术，重新缝合刀口。

2.腹痛。坐月子时受寒，或者吃了生冷的东西，容易导致产妇血脉凝滞、气血运行不畅而腹痛。另外，长时间保持一个姿势不变，容易引起瘀血停留而腹痛。如果心情过于悲伤抑郁，也会造成肝郁气滞、血流不畅、引起腹痛。

缓解办法：

（1）热敷。用热毛巾热敷痛处或热敷脐下5厘米处的中极穴。

（2）按摩。以画圆的方式揉按下腹部，将热手置于痛处片刻，重复做数遍，可以在以画圆的方式按摩时方向与前次相反，来回变换，如此反复按摩，可缓解腹痛。

（3）就医。如果疼得实在忍受不住，可以请医生开一些止痛化瘀的药。

（4）饮食调理。可多食韭菜、生姜红糖汤、益母草煮醒糟、当归生姜羊肉汤、羊肉桂心汤等缓解小腹胀痛，忌食生冷食品、瓜果、饮料。

3.性交痛。通常来讲，侧切伤口范围不是很大，也不是很深，都能愈合很好，不会有这种疼痛，也不会对性生活造成影响。但是如果侧切范围大、伤口深，或者是发生了感染，产妇本身属于疤痕体质，会使伤口愈合不良，导致产妇在性生活中产生不适或疼痛感。

缓解办法：

（1）尽快就医检查，确定是否因侧切伤口愈合不良所致，再根据情况进行局部对症处理。

（2）用1∶5000的高锰酸钾进行局部坐浴，并进行红外线照射，促使疤痕组织尽快变软和吸收。不过在家操作起来不是很方便，也不能保证操作是否干净安全。

4.尿痛。女性的尿道短而直，靠近肛门位置，容易被污染。由于分娩后膀胱和输尿管肌肉暂时松弛，易存残尿，再加上孕晚期体内潴留水分在分娩后增加了膀胱负担，降低了抵抗力。这些因素的存在，都可能使细菌侵入膀胱而引起炎症，出现尿痛、尿频、尿急等症状。

缓解办法：

（1）产后保持会阴部位清洁，勤排尿，不要让尿在膀胱里储存过久。

（2）每次排尿要留意是否将尿排净，以免细菌在膀胱里繁殖。

（3）产后及早下床活动，让膀胱的肌肉功能尽快恢复，在排尿困难时可以选择用热敷下腹膀胱部位缓解。

5.四肢痛。有些新妈妈在生了宝宝以后，经常觉得自己的胳臂、腿及脚跟酸痛。其实，这些情况与妊娠、分娩和哺乳有关：首先在孕期的准妈妈因为内分泌发生变化，导致关节韧带松弛，弹性下降；其次因为分娩带来的气血两虚，受凉后更容易引起肌肉和关节炎症；再次是在孕期和哺乳期时，需钙量的增加促使妈妈的骨密度降低；最后，产妇在产后休息不当，过早的体力劳作、站立或长时间地用固定姿势喂奶造成肌肉疲劳等，都容易使女性在产后容易出现四肢疼痛。

缓解办法：

（1）产后多休息，不宜过早站立或做过多家务。

（2）注意身体保暖，避免身体受冷，但也不宜捂得太严实。

（3）坚持补钙，每天注意摄入含有丰富钙质的食物，如牛奶、豆制品及海产品等。

（4）疼痛明显时可对局部进行热敷或理疗，也可采用针灸、中药熏蒸等方法缓解疼痛。

6.乳房胀痛。由于静脉充血、间质水肿及乳腺导管不畅等原因，导致产后3～7天产妇出现双乳胀满、硬结、疼痛。

缓解办法：

（1）借助吸奶器吸奶，或是让宝宝尽量多吸吮，减轻肿胀感。

（2）热敷：促进乳腺管扩张通畅，缓解硬结。

（3）按摩：请催乳师或月嫂帮忙按摩通乳。

7.手腕痛。孕妇在分娩时，皮肤毛孔和关节都被打开，加之产后气血两虚，受凉后风寒就会滞留于关节肌肉中，引起"月子病"。加上给孩子换尿布、喂奶及做其他家务，也会造成肌肉关节的损伤加重，致使手指和腕部的肌腱和神经损伤，引起伸腕肌腱炎和腕管综合征，出现手指和手腕疼痛。

缓解办法：

（1）产后注意身体保暖，不要过早接触凉水、做家务，洗手、洗脚、洗脸注意使用热水，尽量少接触凉水。

（2）不要过于劳累，当手腕和手指出现疼痛时一定要注意休息，坚持做伸屈锻炼。

（3）在刚感到疼痛时要及时去看医生，并在医生指导下治疗或者用药。

（4）少食带酸辣等刺激性食物，少吃香蕉，少饮啤酒。

8.头疼。产后新妈妈会因为照顾孩子引起失眠、营养不良、高血压等，出现头疼症状。

缓解办法：

（1）加强活动与锻炼，放松身心，调整作息。

（2）补充营养，多吃肉、蛋、鱼等丰富营养食物，多搭配一些蔬菜，可增强新妈妈的消化吸收能力。

（3）产妇患高血压，要密切关注自己身体情况，及早发现，及早治疗，日常吃饭少盐或无盐，多吃高蛋白、高维生素的食物。

肌肉酸痛

产后肌肉酸痛，多是因为产妇气血运行不畅或外感风寒侵袭所致。在日常护理中，产妇可以按照以下方法缓解肌肉疼痛：

1.产妇如果出现肌肉酸痛或疼痛，则需要卧床休息，保证每天充足的睡眠。如果想要下床活动，则需要控制好时间和强度，以免加重身体肌肉负担。此外，产妇还应注意保暖，夏季不要睡竹席、凉席，使用空调时温度不宜过低，保持室内干燥通风，但产妇要避免直接吹风，以免风寒侵入身体，加重病情。

2.产妇肌肉疼痛多由气血运行不畅或外感风寒所致，如果是气血不畅，则建议多吃营养丰富的食物，如猪肝、羊肉、桂圆、红枣、红豆等；如果是外感风寒，则建议多吃辛温散寒的食物，如生姜、葱白、红糖及一些易消化的鱼类、肉类，忌食生冷食物。

3.可以用热毛巾或热水袋敷在疼痛的地方，可以有效减轻肌肉疲劳。如果疼痛得厉害，则需要及时就诊治疗。

手腕痛或手指痛

产后手腕痛或手指关节痛是产后关节痛的一种，主要原因是产后妈妈的内分泌发生改变，其手部肌肉及肌腱的力量、弹性出现不同程度的下降，关节囊及关节附近的韧带张力减弱等，从而导致关节的松弛和功能的减弱。另外，手部疼痛也可能是月子里受寒所致。那么如何预防产后手腕痛或手指痛呢?

1.避免受风：在给居室通风换气时，让妈妈和宝宝先暂时离开，这样可以避免因为温度变化而着凉导致关节疼痛。

2.产后不能捂：新妈妈要根据室内温度选择衣裤，应该多选择保暖而透气性好的衣服，如果产妇一直处在出汗的状态，稍加不注意就会着凉，引起关节痛。

3.避免劳累：妈妈因为要照顾宝宝常常不能得到充分休息，所以尽可能地利用空隙时间多睡一会儿，保持体力，过度劳累也是导致手指关节痛的重要原因。

4.注意休息：妈妈在产后不宜过早、过多地从事家务劳动，或过久地抱孩子，或接触冷水，以防受凉后出现手腕痛或手指痛。

5.饮食要注意：新妈妈在饮食上忌生冷食物，例如冰水、饮料、凉性水果，应该吃常温食物或者加热过的食物，一定要远离冰箱冷藏食物。

6.不宜久站久立：产后可以适当运动，不要急着运动减肥恢复身材，应循序渐进，否则容易引起腰肌劳损、关节疼痛。

足跟痛

产后足跟痛一般是以下几个因素引起的：

1.新妈妈在月子里气血两虚，很容易受凉。特别是足部，包括足后跟，一旦受凉，在以后的日子里就会出现疼痛。

2.新妈妈产后本身肾气虚弱，冲任受损，百脉空虚，气血两亏。产后足跟痛是虚症，以肾虚为主，穿高跟鞋、赤脚穿拖鞋、凉鞋，也往往容易引起足跟痛。

3.新妈妈产后过早下地，使得本已虚弱的足部肌肉不能得到充足休息，气血失于温养而不流畅，就导致足跟痛。

因此，新妈妈在产后一定要充分休息，注意保持室内温度，外出时也要注意防寒保暖。在下床活动、散步时，穿合脚舒适的平底鞋，这样既能避免发生足跟痛，又有利于产后身体恢复。

导致产后风的原因

1.新妈妈在月子里，气血虚弱，这个时候如果没有注意保暖，使身体受寒，寒气就会从下腹部开始扩散到全身，容易发生产后风。

2.情绪忧郁、急躁、易生气等容易引起肝气郁结，导致气血不畅，容易发生产后风。

3.新妈妈在月子里不要过早有房事生活，过多房事容易伤阴、伤精，导致筋骨空虚，增加产后风的概率。

产后失眠的原因及表现

产后失眠的原因

1.新妈妈在产后第一次当妈妈，精神难免感到紧张、兴奋，同时也会有恐惧、焦虑、烦闷等精神因素，这些都可能引起失眠。

2.新妈妈在产后压力过重，或是环境改变，噪声、光等外界环境因素也是失眠的重要原因。

3.晚餐过饱、饭前饮茶和咖啡这些不良生活习惯也会造成失眠。

产后失眠的表现

1.产后失眠表现：新妈妈每晚睡觉都会做梦，有时还会做噩梦。这主要是因为新妈妈情绪有焦虑、担心，入睡后做梦导致睡眠很浅，影响睡眠质量。其实，做梦是一种正常现象，有助于记忆、过滤无用信息。因此，新妈妈不要有心理负担。

2.心理阻碍睡眠表现：有些新妈妈由于白天发生了一些不好的事情，导致情绪低落，晚上在脑子里反复考虑白天的事件，难以入眠。尤其是在夜深人静的时候，会翻来覆去地想这件事，使得大脑细胞长时间处于幻想与兴奋状态，无法入睡。

3.找不到头绪表现：新妈妈遇到突发事件容易手足无措，导致晚上睡觉的时候也是左思右想，处于焦虑无助的状态而无法入眠。

产后失眠的自我疗法

产后激素水平的改变、体质的虚弱、需要应对的事情增加、压力过大等是导致失眠的主要原因。新妈妈尽量让家人帮助照料婴儿，自己要适当调节自身的情绪来缓解产后失眠的情况：

1.调节自己的情绪，保持乐观、知足常乐的良好心态。对发生的各种情况保持乐观心态，不要计较太多，减少心理失衡，调节个人心态。

2.养成在照顾完宝宝之后抓紧时间睡觉的习惯，使人体的生物钟处在一个相对稳定和谐的状态。

3.调整自己的饮食，晚上临睡前避免喝咖啡或茶等提神食物，建议晚上适当地服用热牛奶，使精神放松。

4.白天适度进行活动，有助于晚上入睡。

5.改善良好的睡眠环境，保持卧室清洁、安静，远离噪声，避开光线刺激等。

6.进行自我调节、自我暗示，放松心情，减缓压力。

7.限制白天的睡眠时间，提高夜晚对睡眠的需求。

>> 杨力谈坐好月子不留病

CHAPTER

6

私房月子餐

产后第1周

红豆黑米粥

红豆黑米粥能补血，使头发黑亮。肝脏排出的毒在体内滞留，喝黑米粥可以促进肝脏排毒，还可以加速血液循环。对于坐月子的新妈妈来说，红豆黑米粥营养丰富，能起到气血双补、滋阴暖肝的养生功效。美味香甜软糯的红豆黑米粥，还能稳定产后情绪，平衡女性的生理机能。

材料：红豆、黑米

调料：白砂糖

做法：

1.将红豆和黑米洗净，用清水浸泡5小时以上。

2.将浸泡的水倒掉沥干，将红豆和黑米适量用冷水放入锅中，以大火煮沸后转至小火，熬至熟透，最后加白砂糖即可食用。

黑米含蛋白质、碳水化合物、维生素E、钙、铁、锌等营养元素，具有滋阴补肾、健脾开胃、补中益气、活血化瘀等功效，同时还能很好地改善缺铁性贫血以及调节免疫功能。

紫菜鸡蛋汤

紫菜鸡蛋汤对于产妇来说，可滋补身体，加快体质恢复速度。紫菜除了含有蛋白质、铁、磷、钙、核黄素、胡萝卜素等营养元素外，紫菜还有助于乳腺癌、恶性淋巴瘤等肿瘤的防治，极其适合产妇食用。

材料：紫菜、鸡蛋、虾米

调料：盐、鸡精、葱花、香油

做法：

1.鸡蛋打入碗中，搅拌均匀，备用。

2.锅内加入适量水烧开，将紫菜放入，搅拌至散开，稍煮片刻。

3.将拌匀的鸡蛋液顺着筷子淋入水中，加入虾米。

4.等鸡蛋花浮起时，放入葱花、少量盐、鸡精，淋2～3滴香油即可食用。

注意事项：

1.注意紫菜与虾米的储藏方式，因这两种食品都容易返潮变质，应将其放置于低温干燥处，或放入冰箱中，保持其原有味道和营养。

2.紫菜在煮的过程中，极易熟，煮一下即可淋入蛋液。

3.蛋液在淋入水中时，可借助筷子或勺子背面等物品，在下入锅中时，用大火，并不停地搅拌，以免蛋液形成块而不起花。

薏米红枣百合汤

薏米中含有丰富的维生素E，对女性美容极其有益，加上红枣补血、百合清热补气的功效，常食薏米红枣百合汤不仅可以保持女性皮肤光泽细腻，改善肤色，还能达到滋养安神、缓解神经衰弱、失眠心烦的症状。

材料：薏米、百合、红枣

调料：红糖

做法：

1.将薏米和红枣洗净后，用清水浸泡数小时。

2.百合剥去黄色瓣，洗干净、沥干水分备用。

3.把薏米、红枣放入炖盅炖煮1小时左右，直至食材都炖开花。

4.将备好的百合放入炖盅，煮大约半小时。

5.因已有红枣调色，也可根据个人喜好添加红糖，再稍炖上5分钟即可食用。

注意事项：

1.百合煮的时间不宜过长，要到最后再加入。

2.薏米和红枣可以在洗干净之后先浸泡数小时，更容易煮熟，口感更软糯。

3.可以根据自己的喜好选择是加红糖、冰糖、白糖还是蜂蜜，皆可。

花生红枣小米粥

将花生、红枣与小米搭配熬粥食用，既能达到补虚、补血的功效，还可以对新妈妈虚寒的体质进行调养，养血安神、补中益气，帮助新妈妈产后快速恢复体力。

材料：小米、花生、红枣

调料：冰糖

做法：

1.将小米淘洗干净，红枣与花生浸泡后洗净。

2.将花生与红枣一并放入锅中，用大火煮开后转至小火慢煮5分钟。

3.放入小米，用小火煮至小米开花儿。

4.放入冰糖，煮化即可食用。

注意事项：

1.花生红衣具有补血、改善血小板质量的功能，饮用时可连同红皮一起食用。

2.红枣用清水浸泡一会儿更容易去除表皮污点。

什菌一品煲

对于刚生完宝宝的新妈妈来说，这款什菌汤不会产生任何油腻感，且味道香浓，具有很好的开胃效果，适合产后虚弱、食欲不佳的新妈妈。另外，菌类产品还有止痛的功效，有利于新妈妈放松心情，缓解因疼痛而变得异常敏感和紧绷的神经。

材料：草菇、袖珍菇、鸡腿菇、鲜香菇

调料：葱段、盐

做法：

1.将各类菇洗净，将鸡腿菇切片、草菇对半剖开备用。

2.热锅入油，将草菇、袖珍菇、鸡腿菇片、鲜香菇翻炒1分钟。

3.加入清水，大火烧开后，转小火煲20分钟，依据个人口味放入葱段，加盐调味即可食用。

菌类含有丰富的营养物质，其蛋白质的含量大多在30%以上，比一般的蔬菜和水果的含量都要高很多，在补充妈妈营养的同时，宝宝也会很受益。

生化汤

生化汤具有活血散寒的功效，可以有效缓解产后恶露不净、血瘀腹痛等症状，能针对妈妈虚弱的身体达到调养温补的功效。

材料：当归、桃仁、川芎、黑姜、甘草、大米

调料：红糖

做法：

1.大米淘洗干净，清水浸泡半小时备用。

2.将当归、桃仁、川芎、黑姜、甘草和水以1：10的比例小火煎煮半小时，去渣取汁。

3.将大米放入锅内，加入煮好的药汁和适量的清水，熬成粥，加入红糖，温热服用。

产后第2周

西红柿炒鸡蛋

产妇在坐月子期间，饮食上既要做到营养丰富，也不能过于油腻，此时选择清淡但不失营养的西红柿炒鸡蛋可谓是最佳选择。

材料：西红柿、鸡蛋

调料：葱花、盐

做法：

1.将西红柿洗净、去皮切碎。

2.将鸡蛋打到碗里，加少许盐搅拌均匀。

3.热锅入油，放入鸡蛋炒至金黄，盛出备用。

4.炒锅内少放油烧热，加入切碎的西红柿翻炒均匀。

5.放入炒熟的鸡蛋与西红柿均匀翻炒，加盐放葱花，盛出即可食用。

腐竹玉米猪肝粥

腐竹、玉米搭配猪肝做出的粥，既有腐竹丰富的蛋白质等多种营养成分，有玉米维生素A的补充，又有猪肝丰富的营养保健功能，补血又补充能量，对人体健康十分有益。

材料：鲜腐竹、玉米粒、猪肝、大米

调料：姜丝、盐、胡椒粉

做法：

1.鲜腐竹用半块，洗干净后剪碎。

2.玉米粒洗干净备用。

3.把猪肝洗干净放入热水中焯一下后冲洗干净，切成薄片，下油、放盐、加入胡椒粉少许进行调味。

4.把米淘洗干净。

5.将适量的水烧开，放入鲜腐竹、玉米粒、米，至二次烧滚后，改慢火煲2小时。

6.放入猪肝和姜丝，煮开片刻，放盐调味即可进食。

注意事项：

1.选择新鲜的玉米粒，确保粥的味道更好。

2.在食用时，不可一次性吃太多，要注意适量。

牛奶馒头

从字面上理解，牛奶馒头就是把水换成牛奶，用牛奶和面，不加水做成的馒头，这样做出来的馒头比用水做的要白，吃到嘴里还有淡淡的奶香味，口感也很松软，而且在营养价值上可以给新妈妈补钙，增加乳汁中钙的含量，这是普通馒头不能胜任的。

材料：中筋面粉、牛奶

调料：酵母

做法：

1.将中筋面粉、牛奶、酵母放入面包机中，按揉面程序操作。

2.面团揉至光滑状态，进行发酵。

3.等发酵至原来的两倍大时，取出面团揉圆，用压面机压面团2～3次即可。

4.把压好的面卷起，切成大小均等的几份。

5.将切好的馒头放入蒸锅，盖上锅盖，让面松弛15分钟左右。

6.开火烧水，水开后大火蒸20分钟左右，关火，焖10分钟左右即成。

南瓜油菜粥

刚生完宝宝的新妈妈眼睛会很脆弱，南瓜油菜粥可以有效补充新妈妈所需的营养维生素A，缓解新妈妈眼睛疲劳。另外还能有效预防新妈妈便秘，利于消化，既营养又养胃又养肠。

材料：南瓜、油菜、大米

调料：盐

做法：

1.南瓜去皮、去瓤，冲洗干净后切丁。

2.油菜洗净切丝备用。

3.大米淘洗干净备用。

4.锅中放水，加入大米、南瓜丁、油菜丝，文火煮熟，加盐即可食用。

鸡蛋汤

新妈妈在生完宝宝后，需要丰富的营养补身体。鸡蛋富含蛋白质，还含有多种维生素和矿物质，能够满足新妈妈的营养需求。有的新妈妈对清淡的水煮蛋没有食欲，可以尝试一下做成蛋汤，这样全面的营养既不会流失，口感也很不错。

材料：鸡蛋

调料：葱花、盐

做法：

1.将鸡蛋打入碗中，搅拌均匀。

2.将水烧开，用筷子或勺子背面淋入蛋液，快速搅拌。

3.鸡蛋成碎片状，放入葱花，适量盐即可食用。

注意事项：

1.鸡蛋虽有营养，但每天吃2～3个即可，不可过多食用。

2.鸡蛋不宜与牛奶、豆浆、白糖同食，会影响蛋白质的吸收及双方的营养价值。

鲈鱼豆腐汤

鲈鱼具有滋养身体的作用，豆腐含有丰富的植物蛋白和钙，容易消化，具有健脾益胃的功效。

材料：去骨鲈鱼1条、豆腐、香菇

调料：姜片、盐

做法：

1.将去骨鲈鱼洗净，切块。

2.豆腐切块；浸泡香菇，去蒂切半。

3.将姜片放入锅中，加清水烧开，依次加入豆腐块、香菇、鲈鱼肉，炖至煮熟，加盐调味即可。

产后第3周

鸡蛋玉米羹

玉米对于新妈妈来说，有利尿消肿、调中健胃的功效，可以调整新妈妈的肠胃功能，同时玉米含丰富的维生素A，对新妈妈的视力有益。

材料：鸡蛋、玉米粒

调料：淀粉、白糖

做法：

1.将玉米粒煮熟，用料理机打成浆备用。

2.将玉米浆放入锅中，加清水和一勺白糖，大火煮沸后转至小火煮20分钟。

3.鸡蛋打碎在碗里搅拌均匀。

4.玉米汤煮好后，用淀粉勾芡后，将蛋液慢慢淋入汤中，转大火不停搅拌。

5.再次煮开后，放入少许白糖即可出锅。

双红乌鸡汤

乌鸡具有滋补养肾、益气补血的功效，可以帮助妈妈提高乳汁质量，可谓滋补的上品。

材料：乌鸡1只、红枣、枸杞子

调料：姜片、盐

做法：

1.把乌鸡收拾干净，切大块，放进温水里用大火煮，待水开后捞出。

2.锅中放入适当水烧开，将洗净的红枣、枸杞子，连同姜片、乌鸡放入锅中，用大火煮开后，改用小火炖至乌鸡肉烂透，加入盐调味出锅。

红枣栗子粥

红枣中含有大量的糖类物质、维生素C、胡萝卜素、烟酸等营养素，栗子中含有丰富的矿物质、维生素C、钾、锌、铁等，这些营养对于新妈妈来说都非常重要。红枣栗子粥具有很强的补养作用，还可以提高自身的免疫功能，增强抗病能力。

材料：红枣、栗子、大米、糯米

调料：白砂糖

做法：

1.把红枣洗净，用清水浸泡10分钟。

2.把大米、糯米淘洗干净，把米倒入锅中，放入红枣开煮。

3.大概煮30分钟后，放入栗子。

4.用小火熬煮，待大米、糯米开花，稍焖片刻。

5.可根据个人口味放入白砂糖即可食用。

西红柿面疙瘩

西红柿面疙瘩是一道美食，含有丰富维生素C和铁的西红柿，搭配高蛋白质和高钙的鸡蛋，对新妈妈的身体滋补有很好的作用。

材料：西红柿、鸡蛋、面粉

调料：盐、料酒

做法：

1.面粉加入少许盐，边加水边搅拌成颗粒状，静置5分钟。

2.鸡蛋打散，加入少许料酒，备用。

3.西红柿洗净切块。

4.热锅放油，倒入蛋液用铲子搅拌炒散。

5.加入适量的水，将鸡蛋煮开，煮至汤发白后倒入西红柿块。

6.将放置的面粉慢慢倒入汤中，过一会儿面疙瘩熟后关火，放盐即可。

猪肝拌菠菜

这道菜对于刚生完宝宝的新妈妈来说，含有易被身体吸收的钙、铁、锌等物质和丰富的蛋白质，另外含有维生素A、维生素D、维生素B_{12}、叶酸等。

材料：猪肝、菠菜、熟花生豆、香菜

调料：酱油、白糖、老醋、盐、蒜末、姜、葱、麻油

做法：

1.猪肝洗净放入锅中，将葱、姜一同放入，加水和少许盐煮熟（水沸约15分钟），捞出沥干水分，切成薄片备用。

2.将菠菜择洗干净，用水焯熟，用清水过凉，控净水。

3.将备好的猪肝、菠菜、熟花生豆、香菜放入盆内，加入适量的酱油、白糖、老醋、盐、蒜末、麻油等调味料，拌匀即可食用。

注意事项：

料不要过咸、过酸，做到咸酸适中，不要口味过重失去菜的清香。

猪蹄玉米烫

猪蹄是传统的下奶食物，含有丰富的胶原蛋白质，可以增强女性的皮肤弹性和韧性，是新妈妈天然的美容护肤品。

材料：鲜玉米、猪蹄

调料：葱段、姜片、盐

做法：

1.猪蹄洗净，切成小块，在热水中焯一下。

2.鲜玉米洗净，切成小段。

3.砂锅加水，放猪蹄块、姜片、葱段，开锅后转小火，煮1小时后加入鲜玉米段，慢火煮1小时即可盛出。

产后第4周

黑芝麻花生粥

黑芝麻与花生都含有人体必需的氨基酸，在营养搭配上具有相辅相成的良好效果，一同炖煮吃起来口感绵软香甜，为新妈妈大力补充所需营养，对平衡新妈妈日常膳食和健康具有重要的保健作用。

材料：黑芝麻、花生、糯米

调料：蜂蜜

做法：

1.将花生和黑芝麻洗净沥干，用搅拌机打磨成末，洗净糯米备用。

2.锅中放入适量水，下糯米煮开，改小火熬粥，放入花生、黑芝麻末，煮至黏稠。

3.根据个人口味放入蜂蜜调味。

注意事项：

花生、黑芝麻都属于高热量食物，建议少吃。

南瓜牛腩饭

南瓜中含有丰富的胡萝卜素，经常食用有助于提高新妈妈的免疫力，对预防感冒也有作用。南瓜搭配牛腩食用，还有润肺益气、治咳止喘的食疗效果，用于营养不良、气虚等症状。

材料：牛肉、南瓜、胡萝卜

调料：姜片、盐、料酒、酱油

做法：

1.牛肉洗净后切丁，南瓜、胡萝卜洗净后也分别切成丁备用。

2.烧开锅内的水，将牛肉丁放入焯烫，捞出沥干。

3.加适量清水，放入牛肉丁、南瓜丁、胡萝卜丁和姜片，用大火煮沸。

4.加几滴酱油、料酒和少许盐调味搅匀，转至小火煮45分钟。

5.可根据口味再行放盐，煮熟即可盛出食用。

豌豆炒虾仁

豌豆作为豆类食品，主要成分是蛋白质，对人体补充氨基酸具有良好效果，而虾仁除了口感爽滑鲜嫩外，有丰富的营养，对新妈妈可以起到补脑的作用。

材料：虾仁、豌豆

调料：鸡汤、料酒、盐、淀粉

做法：

1.洗净豌豆，用开水配着淡盐水余一下，备用。

2.热锅放油，虾仁入锅，迅速炒散虾仁，炸约10秒钟，用漏勺控油。

3.炒锅内留底油，烧热，放豌豆翻炒，放入料酒、鸡汤、盐，接着放入虾仁。

4.用淀粉勾芡，将炒锅翻炒几下即可入盘。

雪菜肉丝汤面

这是一款非常受大家喜爱的面食，口感鲜美，味道浓郁。对于新妈妈来说，最重要的是能补充人体钙质，具有很强的滋补作用，能有效恢复元气。

材料：面条、猪肉丝、雪菜

调料：葱花、姜末、盐、料酒、酱油

做法：

1.将雪菜洗净放入盆内，加清水浸泡3个小时左右（浸出浓咸味，使之口味变淡），捞出沥干，切碎末待用。

2.猪肉丝洗净，放入碗中，加少许盐、料酒拌匀。

3.锅内放油烧热，下葱花、姜末炝锅，放入猪肉丝煸炒，至肉丝变色。

4.放入雪菜末翻炒，加酱油、少许盐，再次开锅后拌匀盛出当卤子。

5.用锅烧水，水开后下入面条，迅速用筷子挑散，开锅后加少许冷水，再煮3~4分钟，面条即熟，舀入制好的雪菜肉丝卤子，均匀地覆盖在面条上即可食用。

阿胶粥

阿胶是补血佳品，可以帮助新妈妈补血，还能养阴润肺。

材料：阿胶、大米

调料：红糖

做法：

1.将阿胶捣碎备用。

2.将大米洗净，放入锅中，加适量清水，煮成稀粥。

3.煮熟后调入捣碎的阿胶，加入红糖调味即可食用。

香菇鸡片

鸡肉温和滋补，而香菇具有丰富的抗氧化物质，同食可以提高新妈妈的免疫力，对补养气血有很好的促进作用。

材料：鸡胸肉、香菇、红椒

调料：姜片、盐、香油

做法：

1.香菇去蒂，洗净切片；红椒洗净，去蒂切片；鸡胸肉洗净切片，焯水备用。

2.锅内放油，炒鸡胸肉片，至变色后盛出。

3.另起锅倒入油煸炒姜片，再放入香菇片和红椒片，翻炒至软，加少量水烧开，放入少量盐和香油，倒入鸡片，再次翻炒，大火收汁即可盛出。

>> 杨力谈坐好月子不留病

CHAPTER 7

答疑新妈妈坐月子

产前吃什么有助于分娩

产妇在分娩之前，对分娩一般都会很恐惧不安，再加上宫缩一阵接一阵，疼痛的准妈妈根本就没有食欲去吃东西，有的连水都喝不下去，其实这些情况对分娩很不利，因为分娩对于女性来说，需要消耗的体力不亚于一次体力劳动，产妇必须有足够的能量供给，才能有力气撑到子宫收缩力把宫颈口开全，才有体力把宝宝从子宫推出去。另外如果在产前没有及时进食、喝水，还有可能造成分娩时脱水，引起全身血容量循环不足，以至于供给胎盘的血量减少，造成胎儿在子宫内缺氧。

产前饮食可以根据产妇平时的喜好，多备用一些方便进食的主食和零食，要以含有糖分、蛋白质、维生素的易消化的食品为好。平均每天进食4～5次，少吃多餐。机体需要的水分可由果汁、水果、糖水及白开水补充。注意既不可过于饥渴，也不能暴饮暴食。

在这里要强调的是，产前不宜多吃鸡蛋。因为鸡蛋中胆固醇的含量高，一般一天不可进食2个以上，当过多摄入时，不能吸收的营养部分也只会从肠道及泌尿道排出，不仅起不到作用，还加重了胃肠道的负担，容易引起消化不良、腹胀、呕吐等，因此产妇每天吃1～2个鸡蛋就足够，可再配些其他营养品。

上产床前为什么要排空大小便

　　子宫所在的位置位于膀胱的后面、直肠的前面。女性怀孕后，子宫随着胎儿的生长发育慢慢长大，足月的孕妇子宫可达1千克～2千克，容积达到5000毫升左右。变大的子宫对直肠和膀胱造成挤压，使直肠的张力降低，蠕动能力减弱。分娩时子宫会进行强有力的收缩，若周围器官挤压得过紧，必定会影响子宫收缩，如直肠内充满粪便，膀胱中充满尿液，都不及时排出的话，子宫收缩会受到影响，胎儿会因此难以下降，导致宫口不开；胎头在盆底较长时间地压迫膀胱和肛门括约肌，以致括约肌麻痹导致产后尿潴留和产后大便困难。

　　排空大小便，不仅能缩短宝宝在子宫里的时间，还能避免因腹压增加而造成产妇在分娩过程中不由自主地将大便溢出污染外阴，减少产道细菌感染的机会。所以产妇在分娩前，要做到定时排大小便，使膀胱和直肠处于空虚状态。如果分娩时有排尿不畅和便秘情况，应及时进行检查，必要时进行导尿和使用开塞露。

分娩时应该如何用力

对于分娩时应该怎么用力的问题很多准妈妈其实都不太清楚，有的人认为，肚子有阵痛就要用力，其实这样是不对的，而是应该根据分娩时的进度用力。

1.当子宫口全开后，会阴膨胀，这时准妈妈可以在宫缩时正确用力，以增加腹压协助宫缩，促进分娩。准妈妈在宫缩时要先吸一口气，闭紧喉头，如解大便一样用力向下屏气增加腹压，这样腹内压升高促进宫缩，能够加快胎儿的娩出。

2.当宫缩间歇时，准妈妈可以适当地休息一会儿，以恢复体力。如果腹压和宫缩力配合得当，会使胎儿娩出期时间明显缩短。但如果用力不当就会起不到应有的作用，比如有些准妈妈拼命地喊叫哭闹，不但消耗体力，造成疲劳，而且容易导致子宫收缩乏力，影响产程进展。

3.当胎头下降到很低时，准妈妈可以运用腹压。如果宫口还没有开全，即使有剧烈的排便感时，也不要使劲用力，以免造成分娩后期乏力。应该在宫缩时张大口呼吸，放松全身肌肉，切忌屏气使劲。

产后子宫会有哪些变化

在产妇分娩后，子宫会随着宝宝的出生而发生变化。

1.子宫体积缩小。在胎盘排出身体后，宫体会因为子宫肌纤维收缩而变小。子宫重量也逐渐减轻，分娩结束时约为1000克，产后1周时约为500克，产后2周时约为300克，直至产后6周时约为50克，大约历时6周就可以恢复到非孕期子宫大小了。

2.子宫内膜的变化。胎盘和胎膜会附着蜕膜海绵层随胎盘排出。产后随着子宫脱膜，特别是胎盘附着处蜕膜的脱落，子宫腔内的血液、坏死蜕膜组织等会随着恶露排除，基底部经过再生形成新的子宫内膜功能层。产后2周左右，宫腔内的其他部分也会有新生的子宫内膜生长。产后如果子宫复旧不良，恶露持续时间长，量多并伴有臭味，多是由于宫腔内胎盘或胎膜残留引起感染的表现。

3.子宫颈的改变。产后宫颈会变得松软，壁薄皱缩。产后2～3天，宫口可容2指通过。产后1周宫口仅能容1指，宫颈管壁逐渐变厚，恢复颈管外形。4周后子宫颈完全复旧，产妇的宫颈外口由分娩前的圆形变为产后的扁圆形，这是经产的征象。

产后腋下为什么会有肿块

有不少的新妈妈在分娩后突然发现在腋窝底下长了肿块，并伴有疼痛，会错误判断成淋巴结肿大，担心害怕。一般腋下肿块是两侧对称，大小相当，像鸡蛋那般大小，在分娩之前没有，分娩后与乳房膨胀同时出现，随乳房肿胀而变化，停止哺乳后腋下的肿块也随之缩小。

这种肿块并不是正常的乳房组织，而是先天发育不良的乳房组织，称之为"副乳"。正常情况下，除胸前发育完善的乳房外，其余均于出生前退化，如不退化就形成"副乳"，多见于正常乳房的内下方或外上方近腋窝处。由于平时没有乳汁分泌，会没有任何感觉，产妇分娩后乳腺开始活跃，乳汁大量分泌，有的还淤积成硬块，产生了胀痛的感觉，才引起了新妈妈的注意。

一般分娩后突然出现的这种肿块，不需要求医治疗，实在胀痛难忍时，可服止痛片或局部热敷，疼痛会逐渐消失，肿块也会慢慢消退。

什么是恶露

当胎儿娩出后，在一定时间从新妈妈阴道内排出的带有血样的分泌物液体，就是我们平常说的恶露。恶露的成分包括从宫腔排出的血液、坏死的蜕膜组织、黏液及产道的细菌等，有血腥味却不臭。一般在产后3～7天内为血性恶露，排出量多，颜色鲜红，含有大量血液，黏液及坏死的蜕膜组织，有血腥味；随着子宫内膜的修复，出血量逐渐减少，称为浆液性恶露，排出量减少，颜色较淡，含血液少，宫颈黏液相对会增多，其中含有坏死的蜕膜组织及阴道的分泌物和细菌；2～4周时宫颈黏液变为白色或淡黄色，形成白色恶露，量越来越少，不再含有血液，一般持续3周左右就会停止。如果恶露的持续时间过长，且为脓性，有臭味，表示有宫腔内感染，造成恶露不净。应及时注意恶露的症状，及时到医院检查治疗。

坐月子就一定是30天吗

一般认为坐月子就是坐足1个月，其实坐月子的时间是没有固定的，但新妈妈要注意的是，坐月子最少要满月才行，但实际上，经过1个月的调整，身体许多器官并未得到完全的复原，如产妇的子宫体回缩需要6周时间，才能恢复到接近非孕期子宫的大小，产后腹壁的恢复则需要6～8周。如果在月子期间新妈妈干重的体力活，就容易患上子宫下垂等疾病。为了能让新妈妈很好地恢复元气，让身体循序渐进地恢复，最好往后延长一段坐月子的时间，我们一般建议新妈妈坐月子的时间为42天。

有些新妈妈有时候会受不了坐月子生活，习惯性地认为时间越短越好，能尽快结束最好，这种想法是不对的。虽然月子里的限制比较多，但对于能养好身体来说这些都能接受，要充分地利用这个关键时段多多休息才好。

月子里睡眠不足怎么办

新妈妈由于分娩消耗了大量的体力，体虚疲劳，需要好好地休息，但是又因为要照顾新生的宝宝，很多新妈妈反映睡眠不足。那么在月子里睡眠不足应该怎么办呢?

1.跟着宝宝睡：正常情况下，新生宝宝每天的睡眠时间为18～22小时，成年人一天只要睡8小时就可以保持体力了，所以当宝宝睡觉的时候，新妈妈就不要再忙着做其他的事情了，一定要抓紧时间睡觉。

2.让宝宝爸爸多行动：可以适当地让宝宝的爸爸替你分担一些照顾宝宝的工作，尤其是晚上的时间，如果晚上宝宝不是饿了而哭醒，宝宝爸爸帮着换尿布还可以，需要喂奶就只能是妈妈起来了，也可以把哄宝宝入睡的时间，和宝宝爸爸共同分担，不至于把所有的活儿都揽到自己身上让自己太累。

3.睡前做点放松活动：新妈妈由于担心夜里宝宝要吃奶、换尿布，忙着在睡觉前为宝宝准备各种用品，新妈妈在给宝宝准备完物品之后一定要好好地放松一下心情，可以适当地进行简单的运动，调整一下状态来缓解一天的紧迫感，放松心情有利于提高睡眠质量。

照顾宝宝是一件很耗费心神的事情，新妈妈一定要懂得更好地照顾自己，只有妈妈健康了，才能更好地照顾宝宝，让宝宝健康成长。

为什么不能用香皂清洗乳房

香皂类的清洁物品会通过机械与化学作用洗去皮肤表面的角化层细胞，促使细胞分裂增生。如果经常去除这些角化层细胞，会损坏皮肤表面的保护层，使表皮层肿胀，这种肿胀就是由于乳房局部过分干燥、黏结及细胞脱落引起的。

过多使用香皂等清洁物品，可碱化乳房局部皮肤，而乳房局部皮肤要重新覆盖上保护层，需要花费一定时间恢复其酸化环境。香皂在不断地使皮肤表面碱化的同时，还促进皮肤上碱性菌增长，使得乳房局部酸化变得困难。另外，用香皂清洗，会洗去保护乳房局部皮肤润滑的油脂物质。

因此，处于哺乳期的新妈妈如果经常使用香皂擦洗乳房，不仅对乳房保健没有益处，还会因乳房局部防御能力的降低，造成乳头干裂变形，导致细菌感染。要想充分做好乳房局部的卫生，最好还是选择温开水清洗，尽量不要用香皂、酒精一类的化学性用品，即使要用，也要尽快地用清水彻底洗净。

产后多久会来例假

根据子宫内膜的组织形态来看，产后月经复潮的个体差异比较大。如果妈妈没有喂奶，月经通常在产后6～8周就会来。哺乳的产妇，在产后12周左右会恢复月经，但也有的妈妈是在产后1年才恢复正常月经。月经的复潮主要与哺乳时间的长短、妈妈卵巢功能的恢复等有关，很难用确切的时间判断产后第一次月经的时间。

当来月经时，哺乳的妈妈乳量一般会有所减少，乳汁中所含蛋白质及脂肪的质量也会有变化，蛋白质的含量偏高些，脂肪的含量偏低些。这种乳汁有时会引起婴儿消化不良症状，等经期结束，就可以恢复正常。因此无论是月经期间还是月经结束后，妈妈都不用停止喂哺。

产后多久可以过性生活

正常分娩的产妇，子宫体要在产后6周左右才能恢复正常大小，子宫内膜则需6～8周才能完全愈合，而阴道黏膜则要等卵巢功能恢复正常后，即月经复潮以后，才算完全恢复正常。因此，产后的6～8周，必须严禁房事。剖宫产的妈妈为了避免伤口开裂，最好是产后3个月再行房事，每个妈妈都应该根据自己的身体恢复情况来确定性生活时间。产妇由于分娩时体力消耗大，产后身体较为虚弱，抵抗力下降，如果过早开始性生活很有可能引起阴道炎、子宫内膜炎、盆腔炎等妇科疾病，导致会阴伤口不能很好地愈合，也会影响到身体的调养。

产后怎么正确上环

上环就是将节育器放置在育龄女性的宫腔内，通过机械性刺激及化学物质的干扰达到避孕的目的，不抑制排卵，不影响女性内分泌系统，可以避免使用一般药物避孕带来的负面反应。那么一般在什么时间上环比较合适呢?

1.月经干净后放置。一般女性选择在月经干净后3～7天，且没有性生活时放环，因为这个时候子宫内膜刚刚开始生长，内膜较薄，放置时可以避免出血，同时月经后没有性生活，也避免了放环时受精卵已长在子宫内膜上的可能性。

2.产后42天放置。即在产后42天左右去医院做全身健康检查的同时放置，选择此时放置优点有:一是子宫口松;二是子宫已恢复正常大小还没有因喂奶过久而缩小;三是及时做好避孕措施。

3.产后3个月后放置。这个时候应该注意虽然不来月经，但也有怀孕的可能，也就是我们平常说的"暗胎"。因此产后如果长时间还没有来月经，可以请医生检查有没有怀孕，在确诊没有怀孕的情况下放环。

女性上环后，避孕时就不需要再吃避孕药了，也不需要在发生性关系时使用避孕套，或在阴道内放置阴道隔膜、外用避孕药等。另外，当带环者想要再生育时，将节育环取出就可以恢复生育能力。

女性上环后需要注意些什么

1.避免过重的体力劳动，适当休息。一般放环后要休息1～2天，不要做过多的体力劳动，以免造成脱落和出血。

2.放环后要每天清洗外阴部，保持外阴部清洁卫生。2周内不要坐盆洗澡，不要同房，避免感染。

3.注意阴道流血和环的脱落，如果发现阴道流血较多，超过平时月经量或流血时间较长，月经周期变化比较明显，应到医院去检查。头3个月内，还要经常注意环有没有脱落，以便及时采取措施。

4.定期检查。一般放环后第一次检查是在放环后第一次月经来后，第二次是放环后的3～6个月内，第三次检查是在放环后满12个月复查，以后每年复查一次。

5.放环后应该适当加强营养，多吃一些铁含量丰富的食物，如瘦肉、猪肝等，豆制品类也要多吃一些，多吃新鲜的蔬菜和水果，注意饮食调理，能有效地补充身体因带环带来的体能消耗。

坐月子多吃鸡蛋好吗

鸡蛋含有丰富的营养价值，其中蛋白质的生物价值很高，人体吸收率能达到95%，是较好的蛋白质来源。但是，再有营养的食物也要适量，因为鸡蛋中含有较高的脂肪和胆固醇，吃得太多会导致脂肪和胆固醇过剩，人体难以消化，容易导致胆囊炎。另外，鸡蛋虽然含铁质较高，但由于卵磷脂阻碍了铁的吸收，所以最终被人体吸收的铁会很少。产后因为要恢复身体和哺育婴儿，需要的热能和营养都比较多，特别是蛋白质的质和量，新妈妈的蛋白质营养状况对乳汁分泌能力的影响很大，如果膳食中蛋白质的质和量不理想，会使得乳汁分泌量减少，并影响乳汁的营养价值。中国营养学会建议，乳母应每天增加20克～25克的蛋白质，大约相当于2个鸡蛋或150克瘦肉类。

补充蛋白质时，品种可以多样化，特别是一些含铁、锌等微量营养素的肉类，如牛肉、鸡肉、肝、海产品等，有效促进身体恢复和乳汁分泌，注意不要只是偏好于某种食物，单一的食物容易限制营养素的摄取，导致不良后果。另外，应注意食用鸡蛋的方法。有的人喜欢食用生鸡蛋，觉得这样可以补身体，其实不然。生鸡蛋的蛋清中，含有抗生物素蛋白和抗胰蛋白酶，容易在肠道内结合成难以消化吸收的化合物，从而引起人体缺乏生物素，妨碍蛋白质的消化吸收。当鸡蛋煮熟后食用，这两种物质会被受热破坏，同时蛋白质结构会因加热变得松散，更有助于人体消化吸收。

最后要再次强调，鸡蛋虽好，产后也不要多吃，平均每天2个就能补充所需营养，并且要熟了之后再吃，切记进食鸡蛋要适宜。

产后吃什么最补血

很多新妈妈因为生孩子的时候出血较多，产后容易出现身体虚弱、贫血的现象，有脸色苍白、头晕乏力等症状，这时候就需要及时给新妈妈补血来恢复元气。新妈妈可以多吃一些补铁的食物来增加生成血液，例如下面这些食物。

1.黑豆：黑豆除了能让人头发变黑以外，它的另一功效是可以帮助产后妈妈生血。如果是在产后食用，建议用黑豆煮乌骨鸡，采用食疗的方法有效补血。

2.发菜：发菜的颜色虽然发黑不好看，但其所含的铁质较高，可以用发菜煮汤做菜，可以为产后妈妈补血，缓解贫血症状。

3.胡萝卜：胡萝卜中含有一种特别的营养素，我们一般称为胡萝卜素，对补血极有益处。用胡萝卜煮汤，是很好的补血汤饮。有许多人不爱吃胡萝卜，这种情况不妨将胡萝卜榨汁，加入橙汁、菠萝汁等果汁当混合饮料喝。

4.面筋：面筋的铁质含量相当丰富，可以先补铁，再补血。

5.菠菜：菠菜可以说是最有名的补血食物，其内含有丰富的铁质、胡萝卜素，可以算是补血蔬菜中的重要食物，平时做汤、炒菜都可以适当加一些菠菜进去，有益补血。

妊娠纹是怎么产生的

在女性怀孕期间，腹部的隆起使皮肤的弹力纤维与胶原纤维因为外力的牵拉，而受到不同程度的损伤及破裂，皮肤变得又薄又细，腹部皮肤会形成一些宽窄不同、长短不一的粉红色或紫红色的波浪状花纹，在分娩后，这些花纹慢慢消失，最终留下白色或银白色的有光泽的疤痕条纹，即妊娠纹。那么妊娠纹到底是怎么产生的呢？

1.在怀孕期间，肾上腺分泌了大量的糖皮质激素，增加了皮肤弹力纤维和胶原纤维的脆性，当皮肤弹力纤维和胶原纤维的伸缩度达到一定限度时，就会引起弹力纤维和胶原纤维断裂，埋下妊娠纹的隐患。

2.怀孕超过3个月时，慢慢增大的子宫突出于盆腔，向腹腔发展，腹部开始膨隆，受增大的子宫影响，皮肤弹性纤维与腹部肌肉开始伸长。尤其是怀孕6个月后更加明显。当超过一定限度时，皮肤弹性纤维发生断裂，在腹部的皮肤上出现了粉红色或紫红色的不规则裂纹，因此准妈妈要控制体重增长的速度。

3.如果长期缺乏锻炼，或者没有良好的皮肤护理习惯，可能会造成腰、腹部肌肉力量减弱，皮肤弹性差。这样更容易出现妊娠纹。

产后为什么爱掉头发

1.通常情况下，头发的更新速度与体内雌激素水平的高低有着密切关联，一般雌激素增多，脱发速度会减慢；雌激素减少，脱发速度则会变快。新妈妈产后的6个月内，性器官功能正好处于恢复阶段，由于雌激素分泌明显地减少，容易引起脱发。

2.产后妈妈的饮食过于单调，或是妈妈挑食、偏食甚至为了减肥节食等，饮食不能满足母体对各种营养物质的需要，容易造成体内蛋白质、矿物质及维生素的缺乏，导致营养失衡，影响头发的正常生长和代谢，使头发枯黄易断，导致脱发。

3.部分妈妈由于受到传统观念影响，在坐月子期间不敢洗头、梳头，生怕得上月子病，使得头发的皮脂分泌物和灰尘混合堆积在头发上，容易引起毛囊炎或头皮感染，导致产后掉头发。

4.有些女性在分娩前、后常常情绪不稳定或精神有压力，导致机体代谢功能紊乱，以至于造成营养供应不足，导致脱发。

另外，产后妈妈需要照顾宝宝的日常生活，容易睡眠不足、精神紧张等引起脱发，而掉头发的情况会令新妈妈更加焦虑不安，极其容易掉进这种恶性循环当中。因此产后妈妈针对爱掉头发的情况，要放松心情，缓解紧张的精神，以降低脱发的概率。

产后为什么会有黄褐斑

黄褐斑是指发生在面部的常见的色素沉着性皮肤病，尤以女性患者居多。产生黄褐斑的原因都有哪些呢？

1.妈妈在怀孕后，身体的内分泌激素促使身体发生生理性变化，在怀孕中期面部开始出现黄褐斑，但大多数黄褐斑会在分娩后逐渐消退。而有的妈妈却可能因为孕激素和雌激素的增多，黄褐斑在消退后不久又重新出现，之后就很难再消退下去，这种情况主要是妈妈的精神与情志不遂所导致。就是说妈妈在生下宝宝后，压力过大，总是处在不良情绪当中，会导致睡眠出现障碍，使肝气久郁、化热，面部气血逐渐形成黄褐斑。

2.口服避孕药也是引起黄褐斑最为常见的原因之一。避孕药中的雌激素会刺激黑色素细胞分泌黑素体，而孕激素促使黑素体进行转移和扩散，黄褐斑多在服药后1～2个月出现。

3.妈妈身体的生殖器官有疾患，如月经不调、痛经、子宫附件炎、卵巢囊肿及不孕症，都可能使体内分泌激素异常而导致黄褐斑形成。

4.产后便秘会使体内的废弃物不能及时排出，淤积过久就会形成内热，继而增加黑色素细胞的活性。再加上便秘引起的胃肠功能紊乱，使皮肤变得敏感，容易引起黑色素沉着，形成黄褐斑。

产后中暑怎么办

正常人体在下丘脑体温调节中枢的控制下产热和散热，体温处于动态平衡，维持在37℃左右。而产褥期的新妈妈一般体质较为虚弱，中枢体温调节功能发生障碍，在高温、高湿、通风不良的情况下，往往容易导致产后中暑。

产后中暑一般表现为体温升高，脉搏和呼吸加快，面红不出汗，皮肤干热，全身起痱子或出汗后体温下降等现象。如果发现产妇中暑，可以做以下急救措施。

1.发现新妈妈有中暑的症状，要立即带离高温环境，到通风较好的凉爽处休息。

2.稍微解开新妈妈的衣服，让她多喝些淡盐水，短时间内即可好转。

3.如果出现高热、昏迷、抽搐的现象，要先让患者侧卧、头向后仰，保证呼吸道畅通。在呼叫、等待救护车到来的同时，用湿毛巾擦拭前胸、后背等处。

产后中暑的注意事项

1.产妇如果感觉口渴、多汗、恶心、头晕、心慌、胸闷等不适时，就应考虑是不是中暑的先兆，及时解决中暑问题。

2.在夏天，产妇高温的适应能力较低，所以产妇的居室一定要保证空气流通，保持适当的温度。切忌让产妇直接吹风，被褥不宜过厚，可以用凉席，穿薄一些的夏季衣裤，多饮水等。

3.产后新妈妈的皮肤排泄功能较旺盛，出汗较多，可以采用温水擦浴的方式降温，勤换衣服，可避免产后中暑。

为什么产后容易牙齿松动

由于孕期中胎儿在母体中发育需要大量的钙和磷，而这些钙和磷只能从妈妈的饮食和骨骼中摄取，如果新妈妈不能够从饮食中摄取足够的钙和磷，就会造成自身骨骼缺钙，骨质会变软，因此，支持牙齿的牙槽骨也会疏松软化。预防牙齿松动可以从以下几点做起。

1.增加日常饮食中含钙多的食物，如牛奶及乳制品、豆类食品、海带、虾皮等，增加钙的摄入量。

2.补充适当的钙剂或维生素D，进行适当的牙齿活动，防止牙齿松动的发生。

3.用温水刷牙，注意保持口腔清洁卫生，做到早晚刷牙、餐后漱口。另外，还可用些清洁、消毒效果较好的含漱剂。

妈妈产后抑郁的原因有哪些

新妈妈在产后对宝宝进行日常护理时，因为养育新生宝宝的压力太大，担心宝宝的健康，从而容易焦虑和抑郁，产生一种过度紧张反应，经常会感到疲倦，情绪起伏不定、有孤独感、记忆力变差等情况，有时伴随着全身疼痛，容易流泪，无心装扮自己，食欲减退，甚至连宝宝都不想照顾。原因大致有以下几个方面。

1.部分女性对妈妈这个角色还不能完全适应，无法克服照顾宝宝所带来的压力，无法承受工作和照顾宝宝交互产生的压力。

2.从怀孕到分娩，新妈妈体内的激素水平变化很大，这些改变对其情绪变化有着很大的影响。

3.在女性成功分娩出宝宝后，全家人会将宝宝视为家庭的重心，而忽略了刚分娩完急需照顾的妈妈，妈妈心里会造成不平衡感。

4.有些女性由于受传统思想或家人的影响，在生男生女这个问题上存在不小的心理压力，当宝宝性别与期待出现落差时容易造成新妈妈的心理波动。

妈妈为什么不能经常擦拭乳头

许多妈妈觉得乳头和前端容易脏，便养成在喂奶前反复擦拭乳头并挤掉一些乳汁的习惯，其实这样做不仅起不到清洁作用，还不利于婴儿肠道菌群的建立和肠道的健康。

人体正常的肠道菌群中，有对人体有害的，也有对人体有益的。有害的细菌种类多，但数量少；有益的细菌种类少，但数量多。这种数量关系，非常利于人体肠道健康，更利于人体免疫系统的成熟。这是个自然形成的过程。健康的肠道菌群可以排斥有害菌对肠道的吸附和定植，减少疾病的发生。健康的肠道菌群还能刺激诱导肠道免疫功能的成熟，增加肠道黏膜免疫。肠道免疫是婴儿抵抗外界有害物质侵袭的第一道防线。妈妈在生育之前，通过正常生活过程使乳头和乳头周围皮肤上和乳管内积存一些对人体有益的正常细菌，通过母乳喂养的方式把肠道正常菌群的种子送给孩子，给孩子一生带来的好处不可估量。但是现在很多家长轻易放弃这个自然过程，或者觉得乳头和前端母乳有些脏。刚出生的新生儿，免疫系统不健全，尤其是剖宫产的婴儿，若婴儿肠道菌群形成延迟，会导致这些宝宝在相当长一段时间可能免疫系统相对不足，易发生过敏性疾病、腹泻等。

所以，不建议母乳喂养的妈妈在喂奶前反反复复擦洗乳头并挤掉一些乳汁。因为孩子在吮吸时，可以适当吃到妈妈乳头及乳头周围皮肤上和乳管内的细菌，有利于婴儿肠道菌群的建立和肠道健康。

如何在公共场合哺乳

妈妈带宝宝外出时，总免不了要给宝宝喂奶，那么怎么做才能避免公共场合哺乳的尴尬呢？

1.克服心理障碍。带宝宝出门遇到要临时哺乳的情况时，新妈妈千万不要太过纠结，也不要因此减少带宝宝外出的机会。其实，对于经验老到的妈妈来说，只要有张舒适的凳子，就可以哺乳。不必太在意周围，只要相关措施做得好，没有人会发现你在喂奶。在哺乳期间，你还可以和家人说话，和宝宝聊聊天，轻松的心态能保证你顺利喂奶。

2.找到合适的哺乳地点。只要善于发现，就会在公共场所顺利地找到适合哺乳的场所。如果在饭店吃饭，那么就可以寻找有遮挡物的角落或者是找个包厢。如果开车出来，那么就可以在车中哺乳；如果在商场或者在机场、火车站，可以问问工作人员哪里有母婴室等。

3.借助遮挡工具。新妈妈如果害怕哺乳时别人投来的眼光，就可以借助一些工具来遮挡，比如哺乳背巾、披肩、小毯子、围巾、婴儿大檐帽等，这些都是不错的"道具"。另外，市面上也有专门的哺乳衣、哺乳内衣等，这些服装特别设计了开口，不但能方便为宝宝哺乳，而且也巧妙地化解了尴尬，增加哺乳的隐蔽性。

4.提前将奶水挤入奶瓶。如果实在是难过心理关，不想亲自哺乳的话，那么不妨把奶水提前挤入奶瓶。这样的话，当宝宝肚子饿的时候，就可以将奶温热后直接用奶瓶喂宝宝。

>> 杨力谈坐好月子不留病

轻松应对
宝宝的第一次

宝宝第一次体检

宝宝出生以来的第一次体检一般安排在出生后第42天，主要是对宝宝生长发育进行整体检测，所以，妈妈要悉心提前准备工作，耐心呵护，帮宝宝舒适度过人生中第一次体检。

在确定好宝宝的体检医院后，记得打电话提前预约好时间，确保体检顺利进行，以下给新妈妈总结一下大致的体检项目。

1.身高：身高是宝宝骨骼发育的重要指标。在测量时家长要配合好医生，脱去宝宝的鞋袜，让宝宝平躺伸直腿，测量数据可以对比参考：男宝宝为58.5±2.4厘米，女宝宝为57.1±2.3厘米。一般宝宝的身高受多重因素影响，如遗传、日常营养、活动锻炼、睡眠等有关，所以在日常护理时，注意给宝宝全面均衡的营养补充，保证充足睡眠的同时，也要适当活动。

2.体重：体重是评判宝宝体格发育、营养状况的又一重要指标。在测量宝宝体重时，最好是给宝宝排空大小便，呈空腹的状态，脱掉宝宝的外衣、鞋帽，保证数据更为准确。宝宝体重的参考数据：男宝宝为5.62±0.63千克，女宝宝为5.12±0.60千克，家长可以根据实际数据评估宝宝的发育情况，及时掌握宝宝应当补充哪些营养，采取适当的应对措施。

3.头围：宝宝头围的增长速度能够反映宝宝的脑部发育状况，但也不是像我们平常所认为的"头大就聪明"的说法。宝宝的头围也是宝宝发育的一项重要指标，宝宝头围长得快或者慢都是不正常的，一般头围的参考标准是：男为38.6±1.2厘米，女为38.0±1.2厘米，偏差过大的话就要考虑孩子的脑部发育不良或者畸形的可能了。

4.胸围：医生在给宝宝测量胸围时，也会用听诊器在宝宝胸部听一下，这样主要是为了检查宝宝胸部的发育状况。胸部检查一般包括肺、胸廓、背部肌肉、皮下脂肪的发育状况，因此，新妈妈在日常看护宝宝时，应适度增加宝宝的活动量，简单做些胸部运动，促进宝宝的胸部发育。

宝宝的全身检查也可以更为详细，包括对宝宝的五官、四肢、身体器官、皮肤组织、先天性反射等方面进行更为系统的检查，方便家长掌握宝宝身体各处状况。

除了宝宝的身体发育状况，医生还会简单测试一下宝宝的智力发育，了解宝宝是否在正常发育水平，家长要明白，无论是宝宝的身体还是智力方面的问题，都可以采取措施提前预防，进行矫正治疗。

宝宝第一次吃奶

对于宝宝的第一次吃奶，很多新妈妈都想知道，在宝宝第一次吃奶时应该注意什么。

要善于利用初乳。很多新手妈妈第一次哺乳时看到乳汁偏稀、发黄，就随便挤掉了，其实初乳是相当珍贵的，其含有的蛋白质和抗体营养是其他时期的乳汁不能比拟的，宝宝更容易消化吸收。

准确掌握哺乳时间。在宝宝觅食反射最强时进行哺乳，利用正确的哺乳姿势，让宝宝吃得更好，达到最理想的吃奶状态，做到最有效哺乳。

第一次给宝宝喂奶时，可以借助医护人员的指导，学习一些科学的喂养技巧：将宝宝抱到胸前，调整到一个你认为舒适的喂奶姿势，让宝宝能正确不费力地含住乳头和部分乳晕，这样宝宝才能够顺利地吸吮，同时也不会弄疼妈妈的乳头。

宝宝第一次排尿

宝宝的第一次排尿时间，一般在出生后的12小时以内。新生儿的肾发育不如成年人那样成熟，过滤功能有限，由于尿中含有尿酸盐的关系，因此宝宝的第一次排尿可能呈砖红色，这都是正常的现象。而新生儿的排尿量则根据新生儿的体内水分决定，有的新生儿吃奶少，摄入的水分少，体内的水分就少，就会出现少尿或无尿现象，因此要多喂宝宝吃奶，混合喂养的宝宝要适量喂水，补充宝宝水分，让排尿量多一些。

宝宝第一次排便

　　一般在宝宝出生后的24小时内会有第一次排便，这时的大便是一种暗绿色或墨黑色的黏稠大便，称为胎便，这是宝宝在妈妈子宫里的分泌物、吞咽的羊水、胆汁、胎毛、胎脂、脱落的上皮细胞等在肠道内混合形成的。一般3～4天后，随着母乳的喂养，胎便的颜色会逐渐变淡，即可排除干净。如果宝宝超过24小时仍未排出第一次大便，则是胎便排出延迟，应找医护人员查明原因，保证宝宝的正常护理。

宝宝第一次洗澡

　　刚升级做爸爸妈妈，肯定对给宝宝第一次洗澡手足无措，不知道该用什么样的技巧给宝宝洗澡是安全的。那么，第一次给宝宝洗澡需要新手爸妈注意什么呢？

提前准备好洗澡用品

　　婴儿浴盆、婴儿洗浴用品、两块干净毛巾、浴巾、换洗衣物等。

调整室内温度和水温

如果室内温度低，要先把室内温度调高，以26℃～28℃为宜；洗澡水要先倒凉水再加热水，大致温度调为32℃～35℃。

把控宝宝在水里的状态

给宝宝脱去衣服，用右肘部托住宝宝屁股，右手托住宝宝脑袋，用中指和拇指分别按住宝宝的耳朵，慢慢放进浴盆里，注意保护耳朵不要进水。

宝宝洗澡的注意事项

宝宝的头皮痂和脐带在自然脱落之前，洗澡时不要胡乱清理，要避免弄湿宝宝的脐带。另外在给宝宝洗澡过程中，不要把宝宝独自留在浴盆中，不要把宝宝长期置于空气中，不时地给宝宝身上撩拨温水，保持身体的温暖。

宝宝的清洗工作

用毛巾、棉球或手蘸水，轻轻擦拭宝宝的脸和身体，由于宝宝皮肤娇嫩，在清洗时注意别用力揉搓或用太多浴液，动作要轻柔。

宝宝洗澡后的结尾工作

轻柔地把宝宝从浴盆中抱出来，用浴巾把表面水分擦干，适当涂点润肤油，用干毛巾包住后抱牢，放置在干燥温暖的地方。

第一次抱宝宝

家长在日常护理宝宝时，大多情况都是抱着宝宝，第一次抱宝宝到底该采用哪种方式，才能让宝宝身体感到舒服呢?

在抱宝宝时，切忌竖着抱宝宝，由于新生儿的头部占比为全身的1/4，在竖着抱宝宝时，会加重宝宝颈椎的压力，而此时的宝宝颈部肌肉还没有发育成熟，这种抱姿会损害宝宝的脊椎，影响宝宝的后天发育，所以切忌采用竖姿抱宝宝。下面给家长介绍几种抱新生儿的正确方法。

1.手托法：用左手托住宝宝的后背、头和脖子，右手托住宝宝的屁股和腰，这种方法可以保护宝宝柔软的身体不受损害，多用在将宝宝从床上抱起和放下。

2.腕抱法：将宝宝的头放进左臂弯，用左肘部护住宝宝的头，左手和左手腕则护住背部和腰部，右小臂是从宝宝的身上伸过，护住宝宝的腿部，右手则托着宝宝的屁股和腰部。这种方法则可以更好地护住宝宝全身，是家长抱宝宝最常用的姿势。

此外，在抱宝宝时，家长要多和宝宝说话、唱歌、抚摸、对视等方法进行交流，这种方式可以增进家长与新生儿之间的感情，刺激宝宝对外界的反应能力，有利于宝宝的大脑发育、精神发育。

第一次拍嗝

妈妈在给新生宝宝第一次喂完奶后，一定要及时给宝宝拍嗝，避免宝宝因为胃部发育不成熟或是吃得太多出现溢奶、吐奶现象。现在给妈妈介绍拍嗝的几种正确方法。

让宝宝侧趴在大腿上

妈妈双腿合拢坐好，让宝宝侧趴在腿上，宝宝头部微微朝下，妈妈一只手扶住宝宝的下半身，另一只手轻拍宝宝的上背部即可。

注意事项：

1.这种姿势比较适合年龄小些的宝宝，可以防止宝宝的自然滑落，妈妈可以适当用力把宝宝固定在大腿上。

2.拍嗝时记得在腿上放置毛巾，防止宝宝溢奶、吐奶时弄脏妈妈衣物。

把宝宝直立抱在肩上

妈妈抱起宝宝，将宝宝的头部放置在肩膀上，用手部轻轻扣住宝宝身体，再用另一只手掌轻拍宝宝的上背部即可。

注意事项：

1.左右肩膀和手臂可以交替，如果宝宝不能顺利打嗝，可以将宝宝换到另一侧继续轻拍。

2.妈妈要在自己的肩上放置毛巾，随时防范宝宝溢奶、吐奶。

第一次换纸尿裤

只有正确地为宝宝换纸尿裤，宝宝才不会因为不舒服而哭闹。

在给宝宝换纸尿裤之前，要根据宝宝的体形挑选尺寸合适的纸尿裤，特别是注意宝宝的腿部和腰部位置要合适，防止因为过紧摩擦到宝宝娇嫩的皮肤。开始给宝宝换纸尿裤时，要先用温水清洁宝宝的小屁股，擦干并给宝宝的小屁股擦上护臀霜，妈妈把自己的手洗干净擦干，打开新的纸尿裤，提起宝宝双腿，把纸尿裤展放在宝宝的臀部下面，放下宝宝的双腿，将纸尿裤的两端抻平，整理宝宝腰部和腿部松紧度是否合适，然后将两端向上折并粘贴，最后再整理一下纸尿裤的边缘有没有摩擦到宝宝的皮肤。

第一次做抚触

给新生宝宝做抚触，不仅可以把妈妈对宝宝的爱传递过去，增加妈妈与宝宝之间的感情，还可以促进宝宝大脑发育，增加孩子对外界的感知能力，促使宝宝健康成长。

1.头部抚触：用双手拇指从宝宝的额头、耳朵、面部进行轻柔的抚摸滑动，放松宝宝的脸部肌肉，促进宝宝头部发育。

2.胸部抚触：用双手从宝宝的胸中间呈弧形向两侧抚摸宝宝的胸膛，重复做几次，可以平复宝宝的情绪，抚触过程中注意避开宝宝的乳头。

3.四肢抚触：用手握住宝宝的一只胳膊，重复做挤牛奶似的动作，从上臂做到手腕，轻轻地从上到下揉捏，重复上述动作抚触宝宝的另一只胳膊。腿部抚触可以从大腿轻轻捏揉直至脚踝，重复上述动作抚触另一条腿。抚触四肢可以增强宝宝的灵活反应，协调四肢的运动能力。

4.手足抚触：用双手拇指从脚踝到脚趾方向抚摸，从掌心到手指方向抚摸，并按摩宝宝的每只脚趾和手指，重复抚摸可以增强手足各关节的灵活度。

5.背部抚触：用指尖在宝宝脊柱的两侧画圆圈，从脖子一直到臀部，重复做几次，可以舒缓宝宝的背部肌肉，强健宝宝的脊椎。

9

新生儿护理秘籍

脐带护理

随着宝宝的出生，医生会剪断脐带，自此宝宝成为一个独立的存在个体。新生宝宝的脐带在未脱落愈合前，都是娇嫩脆弱的，如果护理不当，很容易就会引发感染，导致发炎。那么在日常生活中，应该怎么护理好宝宝的脐带呢？

备好一包无菌棉签、一瓶浓度为75%的酒精或者是医院提供的消毒液，一包纱布。

脐带脱落前，在给宝宝洗澡后，先用干棉签轻轻地蘸干宝宝肚脐窝里的水，再取2～3根棉签浸泡完酒精后取出。用手提起小线，让宝宝的脐带根部露出来，然后用浸湿的棉签沿着"脐轮→脐窝→脐周"的顺序，同方向由内而外地擦拭两遍，记得为脐带结扎线消毒。

脐带脱落后，每次给宝宝洗完澡，同样先用干棉签轻轻地蘸干宝宝肚脐窝里的水，然后右手取一根棉签蘸上酒精，左手拇指、食指沿着脐周将脐部撑开，用棉签从脐带中心向外消毒1周即可，注意不能来回地用棉签擦拭。

消毒后，用纱布将脐带包覆好。

包覆好之后，给宝宝穿上纸尿裤等衣物，注意不要让纸尿裤的边缘摩擦到宝宝的肚脐。

口腔护理

新生儿的口腔壁可以说是又薄又嫩，平时家长不要轻易地去触碰宝宝的口腔。

不要亲吻宝宝的嘴。由于宝宝的抵抗力比较低，来自大人嘴上的细菌、病毒等微生物，有可能会传染给宝宝，引发疾病。

不要用嘴给宝宝哺食或测量冲好的配方奶的温度。有些家长为了图方便，就直接用嘴给宝宝哺食，或者是在测量冲好的配方奶温度时，就直接喂宝宝的奶嘴，这些都有可能给宝宝带去细菌。为了宝宝的健康，家长一定要改掉此类毛病。

宝宝切忌含奶嘴入睡。宝宝长期含着奶嘴入睡，会限制宝宝口腔唾液的正常分泌，可能导致宝宝出牙后诱发奶瓶龋齿，甚至影响后期牙齿的生长。

眼睛护理

在对待宝宝的眼睛护理上，家长更要谨慎细心。

当宝宝眼部的分泌物增多时，妈妈可以用消毒棉签蘸上温水，从宝宝的眼内角轻轻地向眼尾擦拭，去除分泌物。家长要注意，擦拭另一只眼睛时必须换新的棉签，不可以反复用一根棉签擦拭。

在给宝宝洗头、洗澡时，一定要注意防止洗发水进到宝宝眼睛里。可以给宝宝准备一个专门洗澡用的小浴帽，防治水进入眼睛造成宝宝眼睛充血或分泌物增多。

皮肤护理

刚出生不久的宝宝，皮肤的角质层都会很薄，皮下的毛细血管也很丰富，可以说是很嫩、很细滑，家长在日常对宝宝的皮肤进行护理时，一定要轻柔细心，注意避免磕碰或者擦伤宝宝皮肤。

另外由于宝宝的皮肤发育尚未成熟，皮肤褶皱比较多，容易积汗潮湿，造成宝宝皮肤发痒甚至糜烂，因此在给宝宝洗澡时，要注意清洗宝宝的褶皱处皮肤。在给宝宝擦干后，可以在易出汗的褶皱处擦一些婴儿专用的爽身粉，既能全面保护宝宝皮肤，又不会刺激宝宝娇嫩的皮肤。

鼻腔护理

刚出生的宝宝其实和大人一样，会遇到这样或那样的鼻腔问题。不过对于宝宝狭窄脆弱的鼻腔来说，特别容易发生鼻子不通气的情况，造成宝宝哭闹不止、不好好吃奶或是睡觉不安的现象。

当宝宝产生鼻涕时，妈妈要及时为宝宝擦拭出来。另外有的宝宝鼻腔内会产生很多鼻痂，就会堵塞住宝宝那狭窄的鼻腔，出现鼻塞不通气，造成宝宝呼吸困难等。这时候可以用球形的吸鼻器把鼻涕清理干净，如果没有吸鼻器的话，也可以用棉签蘸清水往宝宝鼻腔内各滴一滴，待鼻痂软化后再用棉签旋转着将鼻痂沾出来。

此外要注意宝宝的防寒保暖，避免宝宝感冒流鼻涕。

囟门护理

新生宝宝的身上有很多脆弱的地方，其中囟门就是最脆弱的一个，不能随意触碰。但囟门也需要定期地清理，否则容易引起宝宝的污垢堆积，导致头皮感染。因此家长在给宝宝清洁囟门时要非常谨慎。

1.保护好宝宝的前囟门，避免挤压或者其他物品撞击到头顶。

2.清洗囟门时，要用宝宝专用的洗发液，不能用含碱性的香皂，以免刺激头皮诱发湿疹或者加重湿疹。清洗时手指应平放在囟门处轻轻地揉洗，不能用强力按压或挠抓。

3.不同季节要给宝宝不同的保护。夏天要戴上防晒帽，避免太阳直接晒到囟门造成中暑；冬天则要佩戴不透风的帽子，既防寒又保护囟门。

4.如果不小心在囟门部位擦破了，要立即用棉签酒精消毒，防止发生感染。

耳朵护理

家长一定要记住，千万不要尝试着给宝宝掏耳垢，因为这会伤到宝宝的耳膜，而且耳垢的存在也是为了保护宝宝耳道免受细菌的侵害，因此家长要好好地护理宝宝的耳朵。

一般情况下，耳垢会随着宝宝吃奶、打喷嚏等活动自行掉出，因此建议家长不要试图给宝宝掏耳垢。

在给宝宝洗澡或者喂奶时，要注意防止污水或奶液流入耳道，以免引起宝宝耳内发炎。

如果奶液和水不慎流入耳内，妈妈要尽快用棉签轻轻地伸进耳朵里，蘸干水分。

男宝宝生殖器如何清理

婴儿期的男宝宝虽然在结构上与成人没什么区别，但由于宝宝的生殖器官太小，会阴部位比较脆弱，家长在给宝宝清洗生殖器时要多加注意。

1.控制水温：男宝宝的外生殖器是他全身温度较低的地方，也最怕热。清洗男宝宝外生殖器的水，温度应控制在40℃以内，以免烫伤宝宝。

2.用力轻柔：宝宝的外生殖器布满神经组织，而且皮肤十分脆弱，在清洗时，手法要轻，要稳，用力和缓，这样才会避免因为一时紧张而用力挤压或捏到宝宝的外生殖器，包括阴茎和阴囊。

3.避免过度刺激：宝宝的外生殖器受热后会膨胀，尿道口也会随之张开，过度刺激可能会增加宝宝泌尿系统感染的概率。另外过度刺激宝宝的外生殖器，会增加宝宝性早熟的风险。

4.清洗干净：轻轻抬起宝宝的阴茎，用一块柔软的纱布轻柔地蘸洗根部。然后清洗宝宝的阴囊，这里褶皱多，较容易藏污纳垢。阴囊下边也是汗液和污垢容易隐蔽的地方，包括腹股沟的附近，可以着重擦拭；清洗宝宝的包皮时，可以用右手拇指和食指轻轻捏着宝宝阴茎的中段，往宝宝身体的方向轻柔地向后推包皮，然后在清水中轻轻涮洗。

5.洗后护理：宝宝洗完澡后，在给他涂抹爽身粉时，要避开宝宝的会阴部，因为爽身粉容易让纸尿裤里变得更加潮湿。而且，爽身粉容易跟宝宝的汗液混合在一起，形成小结块，堵塞毛孔。在给宝宝换纸尿裤时要宽松，不要把男宝宝的会阴部包裹得太紧。

女宝宝外阴如何护理

和男宝宝比较起来，女宝宝的外阴比男宝宝复杂得多，在平时的护理上就越应该细心谨慎。

1.在给女宝宝清洗外阴时，最好每天温水清洗两次，方法如下。

（1）用湿巾擦去宝宝屁股上残留的粪便。

（2）举起她的双腿，用一块干净毛巾擦洗她大腿根部所有皮肤褶皱，由上向下、由内向外擦。

（3）用毛巾蘸水清洁其外阴部，注意要由前往后擦洗尿道口和外阴，防止肛门内的细菌进入阴道。

（4）用干净的棉花清洁她的肛门，然后是屁股及大腿，向里洗至肛门处。

（5）用干毛巾以按压的手法由前往后吸干宝宝屁股上的水，涂上护臀霜。

（6）让宝宝的小屁股在空气中晾一会儿，然后再穿上新的纸尿裤和干净的衣物。

注意：女宝宝一般不建议用爽身粉，因为女性的盆腔与外界是相通的，爽身粉中的滑石粉会通过外阴、阴道、宫颈、宫腔、开放的输卵管进入腹腔，并且附着在卵巢的表面，这样会刺激卵巢上皮细胞增生，进而可能诱发卵巢癌。

2.每次给女宝宝换尿布或是每次大小便之后，最好都要用柔软无屑的卫生纸，仔细擦拭宝宝的外阴，方向由前向后，以免不小心让粪便残余进入尿道口，污染外阴。

如何清洗宝宝衣物

一旦有了宝宝，给宝宝清洗衣物就成了每天必不可少的家务活，但是宝宝的衣物怎么清洗才算正确呢？

1.宝宝的衣物单独清洗：新生儿由于长期待在室内，接触到外面不洁物体的概率会比较小，而成人在外面进行社会活动后可能在衣物上携带有各种细菌，如果洗衣时，成人的衣服与新生儿的衣服一起清洗，可能会让宝宝的衣物沾染上细菌，加之新生儿的抵抗力弱，受细菌传染的可能性很大。因此，新生儿的衣物一定要与大人衣物分开洗。另外，清洗新生儿衣物的盆子最好是专用的。

2.内衣外衣分开洗：内衣是与新生儿的皮肤直接接触的，外衣则是套在外面的。在与外界接触时，家长很可能把不洁物沾染到宝宝的外套上。因此，新生儿的内衣要比外套相对干净得多，所以，内外衣最好分开清洗，避免交叉感染。

3.用儿童专用洗衣液：一般的家用洗衣粉碱性太大，不适合用来清洗宝宝的衣物。而且，这些洗衣粉容易残留化学物质，对新生儿娇嫩的皮肤而言，刺激性太大，容易致使他们的皮肤瘙痒。因此新生儿衣物的清洗最好使用儿童专用洗衣液，不要挑选香味太浓的儿童洗衣液，以免芳香剂过多对宝宝的皮肤造成刺激。最后一定要把洗衣液漂洗干净，减少洗衣液的残留。

4.新生儿衣物最好手洗：洗衣机长期混合使用，容易滋生细菌、病毒。因此，新生儿的衣服最好手洗。或者是给宝宝专门配个小型洗衣机，专洗宝宝衣物。

5.衣服经太阳晒干：阳光可以说是天然的杀菌消毒剂，没有任何的副作用，还绝对经济环保。新生儿的衣物清洗干净后，在太阳底下晾干，主要是利用阳光中的紫外线和自然热力起到杀菌的作用，一般来说，在阳光直射的情况下，6小时即可达到消毒目的。

新生儿穿多少衣服合适

新生儿在出生后，大多是在室内活动，再加上小宝宝的新陈代谢比较快，所以一般不用穿太多，这样还能够帮助宝宝增强抵抗力，也不太容易生病。家长如果怕宝宝着凉的话，只要比成人多穿一件衣服即可，也可以在里面加个小背心或者肚兜一类的贴身衣物。

怎样给宝宝剪指甲

一般在宝宝刚出生是不需要剪指甲的，但随着宝宝的一天天成长，宝宝的指甲也会长得很快，有时候就避免不了到处乱抓，甚至把自己的小脸抓伤，也会出现由于指甲过长导致的指甲开裂，让宝宝产生不适，这时候爸爸妈妈需要给宝宝剪指甲了。在给宝宝剪指甲之前，先对指甲钳进行消毒，等宝宝睡熟之后再剪指甲，以免宝宝乱动剪伤皮肤。可以先把宝宝平放在床上，妈妈握住宝宝的小手，这时最好是同方向、同角度；分开宝宝的五指，重点捏住一个剪，先剪中间，再剪两边，避免把边角剪得过深；最后妈妈可以用自己的手指沿着宝宝的指甲摸一圈，发现尖的地方及时剪除，按照这种方法一定能把宝宝的指甲修理得光滑平整。

新生儿怎样晒太阳

太阳光中的红外线温度较高，可使人温度升高，促进血液循环，增进人体活动功能。给宝宝晒日光浴，可以促进宝宝皮肤中的麦角固醇转变成维生素D，从而加快皮肤和全身的新陈代谢。多晒太阳还可以促进宝宝的骨骼生长和钙化，有助于宝宝长牙，帮助宝宝健康成长。因此，父母都希望给孩子多晒晒太阳，那么如何给新生儿正确地晒太阳？

一般2周内的健康婴儿，因为太小，不能直接到室外暴晒，只能在室内。可以趁着斜射的阳光打开窗子给宝宝晒太阳，每天晒1～2次即可。

可以把满月后的宝宝抱到户外晒太阳。刚开始晒日光浴的时间要短，只晒一部分如脚尖晒到膝盖，然后再慢慢地增加晒太阳的时间和范围。头部和脸部一般不要直接照射，可置阴凉处或戴遮阳帽。

家长要特别注意，在给宝宝晒太阳时，宝宝如果流汗，要用毛巾擦净。

如何测量新生儿的体温

给宝宝测量体温的方法主要有以下几种，家长可以根据宝宝的实际情况，选择合适的办法测量宝宝体温。

1.腋下测温方法：解松婴儿衣服露出腋窝，把体温表水银端放在腋窝中央，将同侧手臂靠躯干夹紧体温表，将其固定，持续测温5分钟，所测的温度一般比口表所测略低。

2.颈部测温方法：将体温表水银端横放于颈部皮肤皱褶处，调整头部位置，夹住固定体温表，至少测温5分钟，能测10分钟更好。颈部测温不易固定，受气温高低影响也较大，准确性比腋下测温差。所测温度较低，较口表低0.5℃～0.7℃，寒冷季节更低。

3.肛门内测温方法：先用酒精棉球消毒肛表水银端，再抹上少许食用油（煮沸后冷却），加以润滑，缓缓插入婴儿肛门约3厘米，持续测温3分钟，所测体温正常值37.5℃左右，冬季体温不足的新生儿肛表体温可在36℃左右。肛门测温较皮肤测温为更合适，但方法较麻烦，常引起小儿哭闹，不过必要时还得用肛门内测温。

4.近年来有采用红外线探头测耳温，只需1秒钟即可测得比较准确的体温，可推广应用于新生儿测量体温。

给宝宝测量体温需要注意以下几个方面。

1.一般宝宝下午的体温会比清晨稍高一些，如要准确记录宝宝体温，可选择孩子每日起床后、洗澡前或傍晚等固定时段测量体温，一天测量约3次，必要时可增加次数。

2.新生儿由于体温调节功能差，患病时不一定发热，故体温不高无发热时不一定表示婴儿没有病，有异常表现如无缘无故哭闹不止、呕吐腹泻、脸色苍白、发青等，都应送医院诊治。

3.宝宝如果出现发热现象，在就医前，家长务必正确记录宝宝的发热日期、时间、温度变化、发热频率、天数与相关症状等，为医生诊断提供参考。

4.新生儿口腔太小，不能很好地配合大人，禁止用口表像大人一样测体温。

宝宝溢奶怎么办

家长首先要弄清楚，宝宝是吐奶还是溢奶，这两者的含义不同，原因和处理方法也不一样。吐奶的量比较多，可发生在喂奶后不久或半小时以后，吐奶前孩子有张口伸脖、痛苦难受的表情。溢奶则量少，多发生在刚吃完奶时，一般吐出一两口即止。

由于宝宝的胃容量较小，胃的肌肉很薄弱，胃神经的调节功能发育不够成熟。容易发生溢奶情况，家长可以参考以下内容预防宝宝溢奶。

1.喂奶前先换尿布，喂奶后尽量少搬动婴儿。

2.采用合适的喂奶姿势：尽量抱起宝宝喂奶，让宝宝的身体处于45°左右的倾斜状态，胃里的奶液自然流从食管入小肠，这样会比躺着喂奶减少发生吐奶的机会。

3.对于用奶嘴吃奶的宝宝，选择大小最为合适的奶嘴。

4.给宝宝喂较为稠厚的配方奶。

注意喂奶姿势，不要喂得过饱，在啼哭时不急于喂奶，不吸空奶瓶，喂奶完毕一定要让宝宝打个嗝：把宝宝竖直抱起靠在肩上，轻拍宝宝后背，让他通过打嗝排出吸奶时一起吸入胃里的空气，再把宝宝放到床上；躺下入睡时，头要稍抬高，身体向右侧卧，使奶汁易经胃进入十二指肠，同时也可防止溢出的奶误吸入气管或肺发生窒息，这样就不容易吐奶了。

6.吃奶后不宜马上让宝宝仰卧，而是应当侧卧一会儿，然后再改为仰卧。

7.喂奶量不宜过多，少量多餐，间隔不宜过密。

宝宝溢奶的情况家长不需要过于担心，随着宝宝月龄的增长，自然而然就好了。

宝宝腹胀怎么办

一般来说，宝宝的肚子在身体比例上本来就会显得比成人大，看起来鼓鼓胀胀的，主要是因为孩子的腹壁肌肉尚未发育成熟，却要容纳和成人同样多的内脏器官造成的。另一个造成宝宝腹胀的常见因素，是婴儿比大人更容易胀气。胀气的原因主要包括下面几种：

1.宝宝进食、吸吮得太急促使腹中吸入了空气，尤其是当宝宝饿得太久喂配方奶的时候最容易吸进大量空气。

2.奶瓶的奶嘴大小不合适，造成空气通过奶嘴的缝隙进入宝宝体内。

3.宝宝过度哭闹，容易吸进大量空气引发腹胀。

4.吸入的奶水或其他食物，在消化道内通过消化发酵，产生大量的气体。

发现宝宝腹胀，家长可以用以下方法消解腹胀：

1.帮助宝宝打嗝。在宝宝吃奶的间隙和喂奶之后，给他拍拍嗝，帮助宝宝排出吸进的空气。

2.给宝宝按摩腹部。当宝宝因胀气难受哭闹时，为了尽量避免宝宝又因为哭闹吸进大量空气，加重腹胀的恶性循环，可以试着把宝宝放平，轻轻地用手呈顺时针方向给他按摩小肚子。一方面可以缓解腹胀，另一方面宝宝也会因为舒服而转移注意力。

3.简单的药物缓解。宝宝腹胀、腹痛，也是因为他太小，胃肠的消化能力太弱的原因，可以根据医嘱给宝宝吃一些简单的药物，如乳酶生等，调节宝宝的肠胃，帮助他消化。

预防宝宝臀红的方法

宝宝由于小屁股皮肤娇嫩、褶皱较多的缘故，容易出现红屁股现象，这在医学上又被称为"尿布疹"，顾名思义是因湿尿布刺激而引起的皮疹，是新生儿和1岁前宝宝常见的皮肤病之一。臀红多发生在与尿布接触的部位，即潮湿尿布长时间接触的地方，主要表现为局部皮肤起小红丘疹或发红、肿胀、脱皮等，严重的还会发生脓肿、溃疡等，给宝宝带来痛苦。

其实只要父母能精心护理，臀红是可以避免的。

1.首先要注意选用细软、吸水性强的纯棉布，最好用白色或浅色的旧床单、被单或棉毛衫裤来制作尿布。切不可用深颜色的布料，因为不方便观察出大小便的颜色。也不能用粗布，这种布不易吸水，而且容易擦破宝宝的皮肤。

2.尿布要勤换洗。宝宝尿湿后要尽快更换干净的尿布，换下的尿布要放在固定的盆或桶里，用中性洗涤液清洗干净，并用开水烫或煮一下，在阳光下晒干再用。绝不能把尿湿的尿布不经清洗，直接晾干再用。

3.宝宝大便后，最好用温水洗净屁股，尤其是腹泻的宝宝就更应注意。洗净擦干后可薄薄敷一层婴儿爽身粉，保持小屁股的干爽。

4.最好不要用塑料布等不透气的材料包在尿布外面，以利湿热散发，减少对皮肤的刺激。

如果已经发生臀红现象，就不要再用肥皂给宝宝洗屁股了。有渗出液时应做湿敷，用温水蘸湿软布或小毛巾，轻轻敷干宝宝的小屁股，干后可涂抹含有0.5%新霉素的炉甘石擦剂或新霉素的氧化锌糊剂。

怎样给宝宝洗脸

宝宝的脸部皮肤十分娇嫩，皮下毛细血管丰富，脸颊部有较厚的脂肪垫，看起来特别红润、饱满、有光泽。但宝宝的免疫功能不完善，若不注意清洁，皮肤若有破损，就很容易继发感染。因此给小宝宝洗脸时，动作要轻、慢、柔，切莫擦伤了肌肤。妈妈们可以对比自己给宝宝的洗脸方式，看怎么做才是正确的洗脸方式。

洗脸前的准备事项

1.次数安排。一般早晚各给宝宝洗脸一次，夏天出汗多，可以适当增加洗脸次数，水温一般控制在35℃～41℃，注意洗脸次数过多或水温过高，会把起保护作用的皮脂洗掉，宝宝反而会出现皮肤干、裂、红、痒等症状，所以要适度安排宝宝洗脸次数。

2.用具选择。宝宝的脸盆、毛巾等应该专用，并定期清洗、消毒。

毛巾最好选质地柔软的白色的小方巾或小毛巾等，一般用清水洗脸，不要用香皂、洗面奶。

洗脸步骤：

（1）清洗脸盆，倒入适量的温水，并用水温计或手腕内侧测试水温。

（2）让宝宝平躺在床上，或者抱起来，你面朝宝宝，左手掌托住宝宝的头颈部。

（3）右手先将小毛巾蘸湿，放在手心挤掉多余水分，然后将毛巾抖开。

（4）洗眼睛时，用小毛巾的两个小角由内向外清洗，剩下的另外两个角分别清洗耳朵、耳孔。

（5）清洗毛巾或者换一条干净的毛巾擦拭前额、面颊、嘴角、下颌及颈部等余下部位。

（6）检查宝宝耳、眼、口、鼻中是否残留水分，如果有的话，可以用清洁棉棒吸干净。

找到正确的哺乳姿势

1.半躺（足球）抱法：让宝宝倚在身体的一侧，用前臂支撑他的背，让颈和头枕在妈妈的手上，让他的嘴巴含住妈妈的乳头。如果是刚刚分娩完，那么这种姿势可以减轻伤口的压力，方便哺乳。

2.侧卧抱法：妈妈侧卧在床上，让宝宝的脸朝向妈妈，将宝宝的头枕在臂弯上，使他的嘴和妈妈的乳头保持水平。用枕头支撑住后背。

3.摇篮抱法：妈妈用手臂的肘关节内侧支撑住宝宝的头，使他的腹部紧贴住妈妈的身体，用另一只手支撑乳房。因为乳房露出的部分很少，将它托起来哺乳的效果会更好。

4.橄榄球抱姿：橄榄球抱姿适用于那些吃奶有困难的宝宝，同时还有利于妈妈观察宝宝，在宝宝吃奶的时候可以调整他的位置。首先让宝宝躺在一张较宽的椅子或者沙发上，将他置于妈妈手臂下，宝宝头部慢慢靠近胸部，用手指支撑着他的头部和肩膀。然后在孩子头部下面垫上一个枕头，让他的嘴能接触到妈妈的乳头。

母乳喂养的正确步骤：碰碰宝宝嘴唇，让嘴张开。嘴张开后，将宝宝抱在胸前使嘴放在乳头和乳晕上，宝宝的腹部正对自己的腹部。如果宝宝吃奶位置正确，其鼻子和面颊应该接触乳房。待宝宝开始用力吮吸后，应将宝宝的小嘴轻轻往外拉约5毫米，目的是将乳腺管拉直，有利于顺利哺乳。

剖宫产后哺乳的正确姿势

对于剖宫产的妈妈来说，母乳喂养体位对剖宫产腹部切口的愈合有一定的影响，由于手术的原因，产后很难采取一般产妇的哺乳姿势，那么剖宫产妈妈应该采取怎样的姿势来哺乳呢?

床上坐位哺乳

妈妈背靠床头坐或半坐卧，在身体的一侧放小棉被或枕头垫到适宜高度，同侧手抱住婴儿，腿朝向妈妈身后，臀部放于垫高处，妈妈用胳膊抱住宝宝，使他的胸部紧贴妈妈胸部，妈妈用另一只手以"C"字形托住乳房，婴儿张大嘴巴，含住乳头及大部分乳晕吸吮乳汁。

床下坐位哺乳

妈妈坐在床边的椅子上，尽量坐得舒服，椅子靠近床缘，身体紧靠椅背，以使背部和双肩放松，并与床缘成一夹角。把宝宝放在床上，用枕头或棉被把他垫到适当的高度，产妇环抱式抱住婴儿，使他的嘴能刚好含住乳头。用另一只手呈"C"字形托住乳房给宝宝哺乳。

正确的哺乳姿势，有利于宝宝对乳头进行有效的吸吮，以促进泌乳反射和泌乳素的分泌，正确舒适的体位和宝宝衔乳姿势的正确，还能够增强妈妈哺乳的信心，从而达到良性循环，更好地为宝宝提供营养。

宝宝拒绝吃奶怎么办

相信很多妈妈都会遇到过宝宝拒绝吃奶的问题，一般是在宝宝3～6个月时会出现厌奶，拒绝吃奶是儿童厌奶期的一种现象。只要按照以下几种方法，过一段时间后宝宝就恢复正常吃奶了。

1.不用强迫手段。很多家长都担心宝宝喝太少会长不大，于是采用强迫的方式。但是这种做法反而会让宝宝对吃奶产生恐惧。其实只要宝宝身高、体重等发展状况都在可以接受的范围内，并不需要强迫他吃奶。

2.改变喂食方式。当宝宝出现厌奶的征兆，妈妈可以从改善喂食方式做起，采取较为随性的方式，以少量多餐为原则的喂奶，等宝宝想吃的时候再吃，进食的状况会有改善。

3.营造用餐环境。给宝宝喂奶的环境尽量柔和、安静。因为此阶段的宝宝对外界的任何声音感到好奇，用餐时如果有人在旁逗弄他，或出现很多吸引他注意力的玩具、声音，宝宝会觉得这些事情比吃饭更有趣，自然拒绝吃奶了。

4.不要常换奶粉。面对奶粉喂养的宝宝，一旦家长看到宝宝不吃奶，就觉得宝宝不喜欢，于是更换别牌子的奶粉，但更换速度不要太频繁，要给宝宝适应的时间。如果在试换了一两次奶粉之后，宝宝仍然拒绝吃奶，就说明不是奶粉问题，可以放弃使用这个方法，检查是否有别的原因导致拒绝吃奶。

5.适时添加辅食。4个月左右喂配方奶的宝宝，当他拒绝吃奶时，不妨适时添加点辅食。可从米粉或稀释的果汁开始，陆续再加入蔬菜泥和果泥。不过记得要遵守1次加1种的原则，从1小茶匙开始，再慢慢加分量。每种辅食可先尝试3～5天，并观察宝宝的状况。如果不喜欢或是有皮肤出现疹子、大便变稀等情形，建议先暂缓添加此种辅食，过一阵子再尝试。

6.轻松对待厌奶。照顾宝宝的人，其心情和压力会直接传达给宝宝，当照顾者焦虑或强迫宝宝喝奶时，他都能感受到，因而产生抗拒。只要宝宝各方面都健康、正常，也没有生病，家长就可以放宽心，用顺其自然的态度面对待宝宝的厌奶期，不要和宝宝为了吃奶展开痛苦的拉锯战。

如何判断奶粉喂养的宝宝是否吃饱

奶粉喂养的宝宝很容易判断是否吃饱，主要是看宝宝一次吃多少。一般小于1个月的宝宝每次60毫升～90毫升，大于1个月的宝宝则是每次90毫升～150毫升。有的宝宝胃口很大，吃了还要吃，最好每次准备的奶量都超过宝宝实际要吃的量，一方面可判断宝宝吃了多少，另一方面又可满足宝宝食欲。对于0～3个月的宝宝，每日总的奶量最好不要超过1200毫升，每次最多210毫升，否则易造成肥胖。

如何判断母乳喂养的宝宝是否吃饱

如果是母乳喂养，判断宝宝是否吃饱的信号就比较复杂，主要从以下几个方面判断。

妈妈乳房的自我感觉

在哺乳前，妈妈的乳房有饱胀感，乳房表面静脉显露，用手按乳房很容易挤出乳汁。宝宝吃完母乳后，妈妈会感到乳房已排空，乳房松软，轻微下垂。

宝宝吃奶的声音

宝宝在吃母乳的时候，会发出有节律的吸吮声，平均每吸吮2～3次可听得到咕咚下咽的声音。

宝宝吃奶后的状态

如果妈妈母乳充足，宝宝吮吸10～30分钟就会放开乳头。吃饱后宝宝会有一种满足感，有的时候宝宝会对着妈妈笑，咿咿呀呀地发声，自得其乐；或者在给宝宝喂完奶后，能马上安静入睡，并且2～3个小时不醒，醒后也会表现出精神愉快，这说明宝宝已经吃饱了。

观察宝宝的大小便

宝宝的大小便次数和形状也反映出宝宝的饥饱情况。宝宝出生后的头两天，应至少排尿1～2次，从出生后第3天开始，每24小时排尿达6～12次，排软黄便1～2次。每天大便4～5次，呈金黄色浓稠便。这样就说明宝宝基本上吃饱了，如果排尿或排便次数过少，就说明吃得不够。

宝宝体重的增长

看宝宝的体重是否有规律地增加。一般足月的宝宝在第1个月会增重720克～750克，第2个月会增重600克左右。如果宝宝的体重没有达到相应的增长，就要考虑是不是喂奶不足或者奶水太稀导致了宝宝的营养不良。

宝宝浴后不要马上喂奶

刚给宝宝洗完澡后，宝宝的气息会发生变化，在气息没有稳定的时候给宝宝喂奶容易致使宝宝脾胃受损，甚至可能患上赤白痢疾。因此，在给宝宝洗浴之后，让他好好休息片刻，然后再给宝宝喂奶。

混合喂养与人工喂养

混合喂养：指的是在妈妈母乳不足的情况下，以其他乳类或代乳品补充宝宝所需营养，一般指母乳喂养和人工喂养同时进行的方式。不过在当今社会中，新妈妈都是上班族，无法给宝宝全天候的母乳喂养，因此混合喂养也是现今新妈妈不错的选择。

人工喂养：由于妈妈生病或是其他的一些特殊原因，不能用母乳喂养，以配方奶、奶粉等代乳食品喂养宝宝，满足宝宝生长发育所需的营养。但是再高级的代乳品营养如何丰富，也不能与母乳相提并论。完全人工喂养的宝宝容易发生便秘或是腹泻等症状，在宝宝和妈妈的情感交流上对比母乳喂养也差得多。因此我们还是鼓励家长多以母乳喂养为主，减少对人工喂养的依赖。

混合喂养千万不要放弃母乳

在给宝宝实行混合喂养时，千万不要为了图省事而放弃母乳喂养，要充分利用有限的母乳资源。目前全球都在提倡母乳喂养，也是因为在一定程度上，母乳喂养赋予宝宝的除了丰富易消化吸收的营养以及提高免疫力外，通过母乳喂养的感情交流会让宝宝更加喜爱和妈妈亲近。另外宝宝的吮吸可以刺激妈妈的乳房，从而维持宝宝对母乳的需求，正常的分泌乳汁对妈妈乳房亦有好处。因此每天保证宝宝吃到3次以上的母乳，对孩子的健康发育起到良好作用。

哪种情况不宜母乳喂养

母乳是宝宝最好的天然食物，可以满足宝宝对营养的需求。但如果妈妈有以下几种情况，最好暂时或完全停止母乳喂养。

妈妈需要长期用药

妈妈如果是癫痫病、甲状腺功能亢进或肿瘤病人，长期需要用药控制，最好停止母乳喂养，因为妈妈服用的药物可能会随着乳汁进到宝宝身体里，对健康不利。

妈妈带有传播性疾病

妈妈如果患有肝炎、艾滋病、肺结核或被病毒感染，此时的妈妈不宜母乳喂养。否则妈妈乳汁内所含的病毒会通过乳汁传给婴儿，宝宝吃了后会产生不良的后果。

妈妈患有消耗性疾病

妈妈如果有心脏病、肾病、糖尿病等，需要经医生诊断后再决定是否适合哺乳。因为母乳喂养会加重脏器的负担和损害，加重病情，所以需要谨慎对待。如果医生在诊断后允许母乳喂养，也要多注意日常休息和补给自身营养，根据自身的实际情况适当进行母乳喂养。

妈妈患有感染性疾病

患有急性感染性疾病的妈妈，如严重感冒、肺炎、发热等，往往会服用大量的抗生素药品，建议在服药期间暂停母乳喂养，等到病痊愈后再逐渐恢复母乳喂养。

妈妈患有精神疾病或抑郁症

当新妈妈患有此类病症时，有时会控制不住自己的行为，应停止母乳喂养，否则会对宝宝的安全构成威胁。

配方奶的选择

配方奶粉是为了满足婴儿的营养需要，在普通奶粉的基础上加以调配的奶制品。它可以除去牛奶中不符合婴儿吸收利用的成分，甚至改进母乳中铁的含量过低等不足问题，是婴儿健康成长所必需的，因此，给宝宝添加配方奶粉成为现今妈妈普遍采用的做法。但是在选择配方奶粉时应该参考哪些因素呢？

蛋白质：调整了乳清蛋白与酪蛋白的比例，更近于母乳，乳清蛋白比例增加，有助于婴儿睡眠和促进大脑发育，提高蛋白质生物利用度，使婴儿更容易消化吸收。

脂肪：配方奶中降低了脂肪的含量，部分或全部用不饱和脂肪酸代替饱和脂肪酸，有利于婴儿的心血管发育。在奶粉中加入了亚油酸和亚麻酸，在宝宝体内可自然合成DHA和AA，后两种属多元不饱和脂肪酸，能提升宝宝智力发育指数和视力敏锐度。由于婴幼儿的大脑和视力处于快速成长期，适当补充DHA及AA十分重要。

维生素及矿物质：配方奶降低了钙、磷含量，调整了较合理的比例，一般为2∶1。适当添加了维生素D、维生素A、铁、锌等营养物质。

特殊配方奶粉：是以黄豆为基质的植物蛋白配方，其蛋白质优于牛奶中的酪蛋白，常用于对牛奶过敏的宝宝，因为不饱和脂肪酸含量高，容易消化吸收，又不含乳糖，更适合对乳糖不耐受引起腹泻的宝宝。

下面给大家补充一下选择奶粉时的技巧：

1.看颜色：奶粉应是白色略带淡黄色，如果色深或带有焦黄色为次品。

2.闻气味：奶粉应是带有轻淡的乳香气，如果有腥味、霉味、酸味，说明奶粉已变质。

3.凭手感：用手捏奶粉时应是松散柔软。如果奶粉结了块，一捏就碎，是受了潮。若是结块较大而硬，捏不碎，说明已变质，不能再食用。

4.水冲调：奶粉用开水冲调后放置5分钟，若无沉淀说明质量正常。如有沉淀物，表面有悬浮物，说明已有变质，不要给宝宝吃。

在此妈妈们要知道，虽然优良的配方奶粉其营养成分可以和母乳相媲美，但其免疫成分仍然是无法模仿母乳的，因此还是鼓励妈妈们采取母乳喂养。

奶粉是罐装好还是袋装好

在给宝宝选择配方奶粉时，许多新妈妈都会纠结是选择罐装还是袋装，这里先介绍一下奶粉罐装和袋装奶粉的区别，以帮助新手爸妈进行选择。二者的区别，关键是在于奶粉的保存时间、成分以及价格上。

保存的区别

罐装的奶粉肯定比袋装的奶粉保质期长，一般为2～3年，它在于罐装的里面充有氮气，与空气隔离，有利于奶粉保存，不容易腐败变质，开罐后要求4周内吃完。而袋装不容易保存，保质期大约1年，且运输途中易于破损。此外，开袋后一般要求2周内吃完。

成分的区别

有些品牌的配方奶，在保证符合国家规定的强制标准外，其罐装的配方奶与袋装的配方奶添加的营养素种类略有不同，个别营养素添加量也有差别，罐装配方奶中添加的营养素种类和每种营养素添加量相比袋装更胜一筹。妈妈可在购买时对比一下成分说明。

价格的区别

罐装比袋装的生产成本高，所以价格也比较高。袋装的奶粉更经济实惠，适用于完全人工喂养能够在较短时间内吃完的宝宝。

另外，如果宝宝是混合喂养，吃配方奶较少，最好选择密封性好的罐装配方奶，因为罐装配方奶开封后储存时间较长。但如果宝宝喝奶量很大，几天就能喝完一袋，买袋装的更加经济实惠。在宝宝转奶的时候，也可以选择包装量小的袋装奶粉，因为转奶需要经过一段时间，选择量少的袋装配方奶可以避免转奶失败后造成浪费，更为划算。

需要注意的是，袋装配方奶不利于存放，在打开后可以用以前的罐装配方奶的罐子保存配方奶，避免受潮。如果没有多余的罐子，也可以使用一个夹子，把开口向下折叠夹紧，存放在通风、阴凉、干燥处。

宝宝奶粉不宜随便换

由于每一种奶粉都有自己的营养特点和口味特点，在结合宝宝的实际情况挑选一种适合的奶粉之后，尽量就不要再去更换宝宝的奶粉了。因为宝宝的胃肠道消化能力较弱，频繁更换奶粉可能会造成消化不良，增加宝宝的胃肠负担，因此换奶粉应该慎重。如果不能确定宝宝的问题是由奶粉引起的，那么就不要随意地更换奶粉。

更换奶粉也要有过渡期，循序渐进地来。具体方法是：将新旧奶粉按逐渐增多和逐渐减少的比例冲调，让宝宝也逐渐适应营养特点和口味特点。

在换的过程中密切注意宝宝的消化情况，以不影响原来良好的大便形状和正常的次数为宜。如果出现大便性状改变、次数增多等，就要及时减少奶量，并把奶粉适当冲稀点喂。一般经过3~5天宝宝就可以适应新的奶粉了。

冲泡奶粉注意冲调比例

每款配方奶粉都会在包装上标注明确的冲调比例，这一比例是根据各品牌奶粉的营养成分含量来定的。但个别妈妈对添加奶粉的分量很随意，冲调用水量也或多或少，不讲究调配浓度，这是不对的。妈妈一定要明白，如果冲调奶液过浓，会增加婴儿的肠道负担和肾脏负担，导致消化功能紊乱，宝宝无法完全消化摄入的蛋白质，就容易形成能量过度积聚，这也正是喝奶粉上火的常见原因之一。如果冲调奶液过稀，婴儿容易出现营养缺乏，导致个头小、消瘦等情况。因此，家长在给宝宝冲调奶粉时，一定要按照包装上所要求的比例冲调。

不要用开水冲调奶粉

冲奶粉不仅要考虑用什么水，还要考虑什么温度最好，因为这会直接影响到奶粉的营养。不同牌子的奶粉有不同的配比说明，但一般来说都是用40℃～60℃的温水冲较好。这个温度不仅有利于加快化学反应的速度，促使糖、奶粉等在液体里的溶解，调出比较均匀的溶液，且能保证奶粉里的营养物质不被破坏。

如果水温过高，一是会使奶粉结块，无法充分溶解；二是会使奶粉中的乳清蛋白产生凝块，影响消化吸收。另外，某些对热不稳定的维生素、免疫活性物质如含双歧杆菌的奶粉等很容易因此遭到破坏，营养价值大打折扣。而水温偏低，则不易泡化，直接影响奶粉的溶解和宝宝的消化吸收。通常婴儿奶粉都有冲调说明书，建议家长在为宝宝冲奶粉之前仔细阅读，正确掌握水温。

冲调奶粉时，可滴一两滴在手腕内侧皮肤上测温，以感觉温热而不烫手为宜。也可先将1/3的凉开水和2/3的热开水混合，然后放入适量奶粉摇匀。注意摇时不要太用力，否则可能产生气泡，引起胀气。

正确挑选奶瓶和奶嘴

挑选奶瓶主要是在材质和数量上：

1.材质：容量小的奶瓶尽量选择玻璃材质的，因为在宝宝想吃奶的时候，妈妈用于准备的时间不多，而玻璃瓶有助于散热；需要大容量地冲调奶粉时，一般选择塑料材质的。

2.数量：宝宝在刚出生没多久，胃口一般都不是很大，但喝奶的次数会比较频繁，因此妈妈需要多备上几个奶瓶。如果是纯人工喂养，则要准备4～5个奶瓶，包括120毫升的2个，其他的都准备成200毫升的。

奶嘴的材质一般都是硅胶，但由于牌子不同，软硬程度也不同，可以根据宝宝的喜好配上两个柔软程度不同的奶嘴，让宝宝自己选择。

如何对奶具进行消毒处理

出生后的宝宝虽然带有母体传给他的免疫力，但对细菌的抵抗力还是比较弱的，因此建议家长根据宝宝的实际情况对奶具进行正确的消毒：3个月以下的宝宝每次喝完的奶瓶都要消毒，3～6个月宝宝喝完的奶瓶至少每天消毒一次，6个月以上用煮沸的开水泡一下即可。

给奶具消毒的两种方式

1.煮沸式消毒：准备一个专门用来消毒的锅，每次消毒必须让锅里的水淹没过消毒的奶具，保证奶瓶里都灌满水，以免上浮。玻璃奶瓶可以提前放入冷水，等水沸后再放入奶嘴和奶瓶盖等，盖上锅盖再煮5分钟左右；塑料奶瓶的话可等水沸后连同奶嘴等一同放入，煮沸后关火再消毒5～10分钟，避免时间太长导致塑料变形。

2.蒸汽式消毒：将奶瓶洗干净，放入专门的蒸汽式消毒锅中，根据说明书实际操作。如果没有蒸汽消毒锅，也可以放在自家蒸笼中，利用蒸汽蒸15～20分钟即可。

注意消毒完成后一定要控干水分，也可以买带烘干功能的消毒锅，用起来很方便。

人工喂养的宝宝要定期称重

体重是身体一切器官和体液的总重量，是反映生长发育的一个重要指标，需要人工喂养的宝宝，为了确保喂养方式是否正确，家长一定要定期给宝宝测量体重，因为只有宝宝体重正常上升了，才能说明人工喂养的方法是正确的。

我国宝宝出生时的体重一般为2500克～4000克，出生后的最初几天，由于睡得多、吃得少，且肺和皮肤蒸发大量的水分，大小便排泄也很多，会出现生理性体重下降，减轻200克～250克，出生后7～10天会恢复到出生时体重。之后宝宝体重开始上升，最初3个月内，宝宝的体重增长得非常迅速，每周增加200克～300克，有些婴儿超过了这个数。之后的3个月，每周增加100克～200克；半年后，宝宝的体重每周增加50克～80克。宝宝的体重增加是最说明问题的，如果宝宝在刚出生的3个月内，每月体重增长少于500克，就说明有可能是人工喂养的方式不当，没有让宝宝吃饱，阻碍了宝宝顺利成长。

特殊宝宝的护理

双胞胎或多胞胎

双胞胎或者多胞胎妈妈，首先要面对的就是母乳能否满足多个宝宝的需求问题。虽然因宝宝对母乳的需求量的增加也会增加母乳的分泌量，但有时候，还是可能会出现供不应求的情况。因此，新妈妈除了需要想办法催乳，保证自己有充足的乳汁之外，还要考虑奶粉的辅助作用。

婴儿用品店里会有许多供双胞胎、多胞胎使用的婴儿车、婴儿床、摇篮等，一是方便，二是便于从小就培养他们亲密无间的亲情。

另外，如果其中的一个宝宝不幸生病了，需要当机立断地与其他宝宝隔离开来，单独治疗，避免让其他的健康宝宝被感染到。

日常生活中，同时护理几个宝宝确实是一件麻烦的事情，如果有需要，不要羞于向亲友提出帮助的请求。

拥有多个宝宝的妈妈，为了照顾孩子，再全心地投入工作会很困难，可以申请多一点的产假，家庭条件允许的，可以给宝宝们请个贴心的阿姨。

早产儿

初生的早产儿进入早产儿室后应先安静4小时，头侧向一边，使口内黏液向外流，以后每2～3小时轻换体位1次。每4小时测体温1次，每日最高温度与最低温度之差不应超过1℃。如已稳定在36℃～37℃3次以上，可改为每日上午时及下午时各测1次。若体温高于37℃或低于36℃，仍需每4小时测1次。氧的使用以有呼吸困难或青紫、情况欠佳者为限，勿以氧吸入当作常规。一般给氧数小时后青紫消失、呼吸正常时便可停止。如体重1000克以下的早产儿，可持续1昼夜。持续给氧最好不超过3天。禁忌放氧过度、浓度过高，时间过长，以免损伤婴儿的眼及肺。哺喂时容易发绀的婴儿，可于哺喂前后给予数分钟氧吸入。

需要注意的是，早产儿在脐带脱落、创口愈合后才予沐浴。在不沐浴时，上半身在暖箱内进行擦澡护理，包裹上半身后再抱出清洗臀部。体重在1000克~1500克以下者，可用消毒植物油或滑石粉轻擦皱褶处，以保护皮肤。护理中着重做好下列3点：

1.保暖：早产儿由于体温调节困难，因此护理中对温度、湿度的要求就显得很重要。

2.正确的喂养：由于早产儿生长发育较快，正确的喂养比足月儿更重要。生后开始喂养时间：一般早产儿可于出生后2~4小时开始喂糖水，试喂1~2次无呕吐者，6~8小时后再改喂奶液。曾发生过青紫、呼吸困难、体重过低或用手术产出者，可用静脉滴注10%葡萄糖液，或应用全静脉和部分高营养液，情况好转后才改口服。喂奶间隔时间可根据不同体重安排，1000克以下每小时喂1次，1001克~1500克者1.5小时1次，1501克~2000克者2小时1次，2001克~2500克者每3小时1次。夜间均可适当延长。如遇到摄入量不足、一般情况欠佳、吮吸力差、胃纳欠佳易吐的婴儿，白天晚间均以少量多次为宜。喂奶方法：按早产儿具体情况而定。

①直接哺喂母乳：出生体重较大且已有吮吸能力的可试用此法。

②奶瓶喂养：也只能用于体重较大并已有吮吸力的早产儿。用小号奶瓶，奶液不易转冷。橡皮奶头要软，开孔2~3个，大小以倒置时奶液适量滴出为度。流奶过快，来不及吞咽，易致窒息；流奶过慢，吮吸费力，易使疲倦而拒食。

③胃管喂养：适用于吮吸吞咽能力不全、体重较轻的早产儿。孕周小于32周、体重小于1500克者，输入各种和人奶近似的氨基酸和脂类、10%葡萄糖、各种维生素和电解质，最多勿超过3天。对于消化道

畸形、手术后暂时不能喂养或严重的呼吸系统疾病、低体重儿等摄入量不足者，也可采用消化道外颈静脉补充营养。喂哺早产儿以母乳最为相宜，应尽量鼓励产妇维持母乳喂养。在母乳不足的情况下，也可考虑用早产儿配方奶人工喂养。早产儿对糖的消化吸收最好，其次为蛋白质，对脂肪的消化吸收能力最差。因此以半脱脂奶较为理想。

3.防止感染：早产儿室应该有空气调节设备，保持恒温、恒湿和空气新鲜。初生后应侧向右睡，以防呕吐物吸入。平时经常调换卧位，以助肺部循环和防止肺炎。一般可在喂奶后侧向右，换尿布后侧向左，用奶瓶喂奶时最好左手托起头、背或抱喂。喂后轻拍背部使打嗝后再侧卧。易吐的可取半坐卧式片刻，以免奶液吸入呼吸道或呕吐后流入外耳道引起感染。一旦发现有感染，患儿即应隔离。

巨大儿

比起早产儿，相对应的就是巨大儿，对于巨大儿，家长同样需要精心呵护。

胎儿体重超过4500克，则被称为巨大儿。巨大儿除了给妈妈分娩带来麻烦外，其生下后往往体质"外强中干"，身体抗病能力弱，各种疾病会接踵而至。巨大儿常提示妈妈有糖尿病。孩子出生后，易发生低血糖，严重者可导致精神、神经方面后遗症。这样的巨大儿最好采用人工喂养，以防妈妈服降糖药通过乳汁影响婴儿。为防止低血糖发生，必要时可静脉点滴葡萄糖。此外，还要注意预防各种感染。

有关新生儿
健康的问题

宝宝皮肤发黄是怎么回事

大部分新生宝宝在出生后的1周内，会出现皮肤发黄的现象，这可能是新生儿胆红素代谢的原因，我们把这种现象为新生儿黄疸。黄疸可分为生理性黄疸和病理性黄疸两种。

生理性黄疸：通常是由于宝宝肝脏功能不成熟引起的，黄疸色不深。随着宝宝肝脏处理胆红素的能力增强，黄疸会自然消除，所以对于生理性黄疸，家长不需要额外护理，可以适量给孩子喂水或葡萄糖利尿。

病理性黄疸：由许多原因导致的疾病，症状表现为嗜睡、萎靡、呕吐等，并且延续时间长。家长必须尽早发现，尽早治疗。日常让宝宝多喝水，多排便。

新生儿怎么干哭无泪

有的妈妈在宝宝哭闹不止时，看到宝宝只是干哭却不掉泪很是纳闷。其实这是因为新生儿的神经系统发育不够完善，泪腺呈部分封闭状态或全部封闭状态，宝宝的泪腺产生的液体量仅能够湿润眼球，所以宝宝干哭无泪的情况属于正常范围。随着宝宝的一天天长大，泪腺在神经系统的支配下，就能够分泌出泪水了。如果宝宝长时间都是干哭无泪的状态，就要去医院检查一下是不是鼻泪管出现了堵塞。

新生儿乳房肿大、泌乳，正常吗

因为宝宝在胎儿时期，体内存着来自母体一定量的雌激素、孕激素和生乳素，在宝宝出生后，来自母体的激素释放刺激了乳腺增生。一般正常的新生儿，无论是男宝宝还是女宝宝，在出生后1周左右，都会出现双侧乳腺肿胀，甚至还可以分泌乳汁，这些都是暂时的生理现象，无须做特殊处理，一般在出生后2～3周，新生儿体内激素水平的降低乃至消除，乳房肿大、泌乳的现象也就自动消失了。

宝宝的腿为什么不直

细心的家长都会发现自己宝宝的腿总是弯曲着，生怕宝宝今后长成罗圈腿，就给宝宝绑上腿。其实这种做法是不对的，腿弯曲是属于正常的生理现象。由于在宝宝出生的那一刻，受到出生前胎位的影响，及先天遗传和后天营养的差别，再加上生产过程中的压力，宝宝的下肢通常有倾向"O"形腿的外形，即罗圈腿。这种腿型会随着学走路而加重腿部负担，产生更严重的罗圈腿倾向。一直到1周岁左右，肢体自动矫正也容易发生过度矫正，产生了"X"形腿，这些发育过程中的现象再正常不过，所以家长不要过分担心孩子的腿不直。适当地矫正孩子的姿势，补充一下钙质，就可以让孩子更好地成长和发育。

宝宝怎么老是攥着拳头

许多刚出生的宝宝总爱攥着拳头，攥的方式也和成人不一样，总是拇指贴在掌心上，其他4个指头压着拇指。当家长试图掰开宝宝的手，需要稍用点力才行。其实这种爱攥拳的现象，是新生儿大脑皮层发育不成熟、对手部肌肉无力调节的缘故。年龄越小，这种现象越明显，这叫作握持反射，属于宝宝的正常生理现象。随着宝宝的成长，等到三四个月，这种现象会逐渐好转，6个月时基本消失，有个别宝宝是到1岁才伸开的。在宝宝老是攥拳期间，注意日常的手部清洁，防止细菌感染。如果1岁之后拇指仍然伸不开，强力伸开时有弹响，可能是先天性狭窄腱鞘炎，需要及时到医院诊治。

宝宝的足底怎么是扁平的

一般来说，刚出生的宝宝足部脂肪都较为丰满，肉肉的，给家长们带来错觉以为是扁平足，这些都是孩子成长发育的正常现象，爸爸妈妈妈们不必担心。随着孩子慢慢长大，在宝宝3岁左右，足部的轮廓会慢慢呈弓形，逐渐有了足部形状。但宝宝要是过了这个时期，脚底还是平平的，就有可能是扁平足了。有时在宝宝的身体发育和足部韧带完善过程中，也会导致足弓塌陷。建议家长多观察一段时间，如果还是出现走路姿势不稳、运动后脚部发软、疲劳，或是不喜欢走路时，则要带宝宝去医院确诊治疗。

宝宝的眼睛怎么是斜视

有些家长在看宝宝的眼睛时，总觉得宝宝的眼睛有点斜视。其实，这是因为刚出生的宝宝在鼻梁未完全发育，看起来眼球外侧的眼白比内侧多，像是眼球偏内侧，一般称之为假性斜视。通常宝宝在长大些后，鼻梁逐渐发育完全，眼球固定，自然就显得眼睛正了。如果孩子在长时间内还是存在这些情况，就需要找医生确诊结果，及早采取措施矫正斜视。

宝宝肚脐怎么突出来了

在面对宝宝肚脐突出的问题上，家长们要根据症状判断是不是脐疝，以便采取合理的护理措施。脐疝是指婴儿腹腔内容物由脐部薄弱缺损突出形成的病症，是宝宝出生后常见的一种预后良好的先天性发育缺陷，普遍表现为在宝宝咳嗽、使劲儿、哭闹过多时肚脐变大，恢复安静时用手轻按宝宝肚脐部位，就可以收回至腹腔。一般随着宝宝年龄的增长，腹部肌肉逐渐加强，在一两岁时就可以痊愈，如果到了3岁左右肚脐还是没有复位，这种情况就要到医院处理，尽量减小对孩子成长发育的不良影响。

宝宝体重怎么下降了

有些细心的妈妈会时时关注孩子的每一天变化，在称体重时，会发现宝宝的体重下降了，以为是宝宝病了，其实不然，这些都属于宝宝特有的生理现象。由于新生儿出生后的最初几天，会开始呼吸、出汗、排便等活动，致使水分流失，再加上进食量减少，睡眠时间增多，就会出现较出生时体重下降的现象，我们称之为"生理性体重下降"。

一般"生理性体重下降"在宝宝出生后的3～4天会降到最低点，这之后就会缓慢回升，7～10天会有明显的增重，可以恢复或者超出出生时的体重。而在宝宝体重下降时期，妈妈不用担心，只要宝宝的其他状况正常，按照医生嘱咐的科学方法喂养宝宝，细心看护就可以了，宝宝的体重会预期进入正常生长阶段的。

另外一种情况是超出预期的宝宝体重仍然下降，妈妈要及时和医生沟通，检查是因为喂养不当还是存在其他疾病的原因。

新生儿老放屁怎么回事

新妈妈在护理宝宝时，发现宝宝总爱放屁，肚子还会咕咕响，我们通常说成年人放屁是因为肠胃通畅消化好，那么小宝宝老放屁是什么情况呢？

其实新生儿放屁也是他的生理现象之一，多是由于新生儿的肠胃发育不成熟导致的。在新生儿阶段，宝宝体内肠胃蠕动不成熟，不能协调自身消化问题，引起肠道胀气，出现了妈妈听到的咕咕响声，宝宝也会出现让妈妈不明就里的啼哭，这种现象我们称之为婴儿肠绞痛。

一般宝宝的婴儿肠绞痛，多数发生在出生后的2周左右，每天正常哭闹最少3小时，每周哭闹最少3天，超过3个周期，3个月之后这种哭闹会逐渐减少。婴儿肠绞痛属于婴儿发育中的常见问题，家长不必过于担心，平时护理时尽可能保持婴儿舒服的体位，建议妈妈在宝宝吃完奶后直立抱起，用掌心轻轻拍背部，帮助宝宝打嗝排气，让宝宝尽量少放屁。如果宝宝放屁哭闹的情况超出婴儿肠绞痛范围，可根据医生的检查，服用一些缓解胃肠蠕动的药物。

新生儿怎么会"脱皮"

新妈妈在给宝宝换衣服或洗澡的时候，会发现宝宝有轻微的脱皮现象，担心宝宝是不是得了什么皮肤病，其实这是正常现象，家长不用担心。脱皮是因为宝宝最上层角质层发育不全引起的表皮脱落，是新生儿皮肤新陈代谢的表现。这种脱皮现象也有可能是因为宝宝基底发育的不完善，造成表皮与真皮之间不能紧密连接，多发于宝宝四肢、耳后等身体部位。新妈妈只要保证宝宝正常的日常饮食和睡眠不受影响，注意对宝宝皮肤的清洁护理，在洗澡时顺其自然使其正常脱落即可。

宝宝大便为什么是黑色或绿色

一般情况下，宝宝刚开始几天的大便颜色就是黑色或绿色的，这是正常的生理现象。大便颜色通常与宝宝的喂养方式有关：在母乳喂养下的宝宝，大便呈偏酸性，正常呈浅绿色或绿色。如果宝宝的大便颜色偏深绿色，有可能是妈妈吃了带刺激性的食物造成消化不良。另外妈妈紧张、焦虑的负面情绪，也会影响孩子的大便呈深绿色；有些人工喂养的宝宝，因吃的配方奶中含有铁质，他们所排出的粪便则呈暗绿色。总之宝宝的大便颜色与体质、年龄、肠内状态、配方奶成分等都有关系，但只要宝宝精神足，能正常进行日常活动，就不必担心。

宝宝手脚抖动正常吗

日常护理宝宝时，新妈妈经常发现宝宝的手脚会不自觉地抖动，以为宝宝是受到了惊吓。其实宝宝经常出现的抖动，是一种正常现象，通常情况下不会影响到宝宝将来的智力发育。这是因为新生儿神经系统的发育不成熟所致，当神经纤维在没有完成髓鞘化时，神经兴奋性容易扩散，宝宝就会出现手脚抖动的现象。随着宝宝身体各部分的增长和发育，神经系统髓鞘化完成，抖动情况也会逐渐消失。

另外，当宝宝在浅睡眠状态时，若出现开、关门声或是灯光变换时，宝宝也会出现手脚不自主抖动的现象，这也是由于宝宝神经系统发育不完善，对外界刺激还未适应所做出的反应。

当宝宝出现不自觉抖动时，妈妈可以用手轻轻安抚宝宝的身体，让他产生安全感，从而安静下来。另外，在宝宝睡觉时可以将他包裹得紧一点，让他有种被妈妈抱着的感觉，这样也会降低宝宝的抖动现象。

宝宝老打喷嚏正常吗

听到宝宝打喷嚏，很多的家长都会担心宝宝是不是生病了。其实新生儿打喷嚏是一种保护性的反射动作，属于正常的生理现象。因为在新生儿出生后，生存环境温度与湿度的任何改变，都可能刺激到鼻黏膜里丰富的嗅神经纤维末梢，使宝宝产生痒感，诱发他不断地打喷嚏，将鼻腔内的异物及时排出去。随着宝宝对外界环境的逐渐适应，打喷嚏的现象会越来越少，也说明了宝宝自身的稳定发育。

这里家长要注意，室内空气干燥也会引起宝宝不停地打喷嚏，因此日常护理时要适量给宝宝喂水或是开加湿器增加湿度。

新生儿夜啼怎么办

一般新生儿在中枢神经系统发育尚未完善时，昼醒夜眠的生活条件反射并不能正常建立，宝宝对外界声、光等刺激反应容易引起哭闹。宝宝夜啼的原因有很多，下面针对不同情况的夜啼介绍几种方法，供爸爸妈妈参考。

饥饿或饱腹

宝宝一般每隔2~3个小时就需要吃一次奶，有些妈妈在晚上熟睡后不能及时给宝宝喂奶，造成宝宝饥饿而啼哭不止。这种情况下喂奶，宝宝会吃得狼吞虎咽，妈妈会以为宝宝饿坏了或是太困的原因，继续把乳头留在宝宝嘴里，宝宝下意识的吸吮反射能力，会继续吸吮，导致吃奶量过多，宝宝饱腹感太强，进而又因为肚子胀不舒服而哭闹不止。因此家长要养成规律的哺乳习惯，及时适量地喂养宝宝。

惊吓需要爱抚

宝宝对外界环境尚未适应，容易因为没有安全感而受到惊吓，半夜里突然惊醒哭闹不止，这时候宝宝更喜欢在妈妈肚子里的温暖感觉，妈妈可以多抚摸宝宝，抱抱他，哄哄他，安抚宝宝不安的情绪。

缺钙

宝宝缺钙容易导致夜间烦躁不安，难以进入深度睡眠，伴有出汗、抖动、哭闹等症状。家长可以在白天带着宝宝晒晒太阳，促进钙质的吸收，宝宝的夜啼现象也会得到改善。

憋尿或尿布湿了

宝宝睡觉之前饮水太多，到了夜间容易被尿憋醒，只能用哭啼来表达身体的不适。另外湿了的尿布或纸尿裤，也容易刺激宝宝从而不能入睡。家长要注意，在睡前的1~2小时就不要给宝宝喂水了，养成夜间给宝宝把尿的习惯，这样宝宝就不会因为憋尿而在夜间啼哭了。

其他儿科疾病

突发的儿科疾病带来的不适，也可能是造成宝宝夜间哭闹的原因，因此夜间休息时，家长要多上心，认真检查宝宝啼哭的原因，一旦确定是因为生病啼哭不止，要及时带宝宝就医诊治。

宝宝平躺睡觉会把头睡扁吗

宝宝在出生后由于头颅骨缝还未完全闭合，发育尚未成熟，常会因为睡姿问题导致头颅变形。如果宝宝始终或是长期以平躺的姿势睡觉，会使头型扁平，影响宝宝长大后的外观。

最正确的做法应该是经常给宝宝移动翻身，更换宝宝的睡眠姿势，利用喂奶或者把尿的时间给宝宝调整新睡姿。平躺、侧卧、趴着都可以进行轮换，不过要当心宝宝脆弱的器官，避免压住宝宝身体产生不适感。

另外多变换宝宝的睡姿，不仅可以防止宝宝头部睡扁，还有助于增强宝宝各个身体器官的灵活性，舒缓全身肌肉。

宝宝每天需要睡多长时间

刚出生的宝宝每天的睡眠时间为20小时左右，2个月的宝宝每天睡觉18小时左右，4个月的宝宝每天睡觉16小时左右，随着宝宝月龄的增

CHAPTER **10**
有关新生儿健康的问题

加，睡眠时间会慢慢缩短，一直到宝宝1周岁，睡眠时间大概会减到13小时。宝宝每天如此大量的睡眠时间，也是因为刚出生的宝宝身体机能比较差，需要用良好的睡眠调整身体，消除体虚，充足的睡眠还有利于宝宝机体的新陈代谢功能，促进生长发育。

新生儿为什么会有马牙

大多数婴儿在出生后4～6周时，口腔上腭中线两侧和齿龈边缘会出现一些黄白色小点，很像是长出来的牙齿，俗称"马牙"，马牙并不是真正的牙。马牙不是病，一般也没有不适感，也并不是每个宝宝都长。有马牙时，个别婴儿可能会出现摇头、烦躁、咬奶头，甚至拒食的情况。这是由于局部发痒、发胀等不适感引起的，是正常的生理现象，不影响婴儿吃奶和乳牙的发育，它在出生后的数月内会逐渐自行脱落。但也可能会因为营养不良，造成马牙不能及时脱落，这也没多大妨碍，只要后期细心护理，还是会顺利地脱落的。

宝宝的嘴一碰就动是饿的表现吗

很多新妈妈在照顾宝宝时发现，只要用手碰一下宝宝的嘴巴，宝宝的小嘴就会下意识地马上动起来，并把头转向手指的方向。有的人就会认为这种现象是宝宝饿了的表现，应该立即给宝宝喂奶。其实宝宝的这种行为只是一种条件反射而已，在医学上被称为觅食反射。

觅食反射是宝宝最常见的表现，也是新生儿天生的本领之一。处在清醒状态的宝宝，当他觉得饿了，便会常常张着小嘴四处寻觅，有时也会吸吮临近嘴边的被角、衣角、衣袖或手指等；而正在熟睡中的宝宝，当他觉得饿了的时候，会从深度睡眠状态转入浅睡眠状态，在短暂地睁大眼睛后，又会快速地闭合双眼，眼睑时而颤动，还会表现出吸吮和咀嚼的动作；如果妈妈未能及时发现宝宝的这些反应，并没有准确判断出这是宝宝的"求食"欲望时，宝宝就会忍耐不住发出抗议信号，大哭不止，直到妈妈反应过来需要给宝宝喂食了，当奶水进到宝宝嘴里的一刹那，哭声戛然而止。因此评判宝宝是否饥饿不能依靠这种用手触碰宝宝嘴巴的方法，当宝宝真的饥饿时确实会有动嘴巴的反应，但是动嘴巴却不一定意味着宝宝饿了。所以新妈妈最好是掌握按需哺乳的规律来喂养宝宝，利用反射检测宝宝饥饿的方法并不可靠。

宝宝睡觉需要枕头吗

很多新手父母在为宝宝准备新生儿用品的时候，都会问一句："宝宝需要枕头吗？"其实在正常情况下，宝宝是不需要枕头的，原因有以下几点：

1.脊柱发展。宝宝刚出生的时候，脊柱不像成人一样已经形成生理弯曲，而是无弯曲的直形，仅呈现轻微后凸。如果此时使用枕头，会对宝宝的颈椎造成压迫。

2.宝宝的活动发展。宝宝在3～4个月的时候，会开始学习翻身，6个月则开始移动或者爬行。很多有经验的家长都会发现，当宝宝开始会动后，他们睡觉时头部都难以枕在枕头上。因为当宝宝会翻身或爬行后，身体的活动能力大幅度提升，在睡觉时会翻身、移动身体以调整自己的身体动作，使睡姿更舒适。在此时，枕头反而会成为阻碍宝宝运动的物品，因此常会出现宝宝翻滚到别处，头不枕在枕头上的情况。而且在宝宝翻滚的过程中，有些较大的枕头还容易出现捂到宝宝口鼻的危险情况，因此不宜给宝宝使用枕头。

很多家长认为新宝宝用枕头会睡扁头，这种想法是错误的，宝宝不是不能用枕头，而是不能用高的枕头。只要是够薄的宝宝专用枕头，还是可以在睡觉时用的。婴儿枕头的厚度应该控制在2厘米以内，满月的宝宝专用枕头最薄则是1厘米以下，新生宝宝枕枕头也无妨。

宝宝能睡电热毯吗

有些人使用电热毯后会发生不良反应，因此一般不建议宝宝使用电热毯。当人们使用电热毯时，即使绝缘电阻完全合格的产品，也会有感应电压作用于人体，这个电流虽微小，但对年老体弱者或心脏病患者、婴幼儿都具有潜在危险，孕妇睡电热毯还有可能导致胎儿畸形。如果是在寒冷的冬季，还是应当尽量用热水袋或空调来取暖，最好不要使用电热毯。另外新生儿的身体活力比较大，所以他并不怕凉被窝，如果习惯了电热毯的热度，会使宝宝对寒冷的抵抗力下降，免疫力降低，影响生长发育，因此不推荐使用。

宝宝能穿二手衣吗

在过去经济条件有限的年代，"新老大，旧老二，缝缝补补给老三"的现象太普遍了，但随着现如今大家生活水平的提高，家长们更倾向于给宝宝买新衣服。但是由于宝宝长得实在太快，衣服穿不了多久就穿不上了，需要再买新的，就造成了巨大的浪费。那么宝宝到底能不能穿二手衣呢?

1.安全、放心。衣服多多少少都含有甲醛、铅等化学物质，就算有一些是在标准范围内的，也比旧衣服含的甲醛多。二手衣服经过多次洗涤后，化学残留物基本没有了，降低了安全隐患。

2.柔软、舒适。穿过的旧衣服在柔软性、舒适性等方面肯定胜过新衣服，因为经过反复洗涤，很柔软，不会伤到孩子的皮肤。

3.省钱。因为宝宝长得快，新买来的衣服顶多穿一季就小了。所以要经常给宝宝买衣服，宝宝的衣服又比较贵，也是一项不小的开支。让宝宝适当穿一些亲戚朋友送的二手衣服，可以为家庭节约一部分的开支，减轻经济负担。

4.环保。很多家庭面临宝宝的衣服小了，不能穿了，不知道怎么处理等问题，把二手衣服送给朋友，或者穿朋友送的二手衣服，可以更有效地利用资源，这是更加环保的做法。

既然鼓励家长给宝宝穿二手衣，就需要在安全上把关，让二手衣更健康。

1.来源把好关。在接受二手衣的来源时，家长最好是选择向亲戚朋友索要，可以避免来历不明的衣物使宝宝受到病菌感染。

2.在清洁上功夫。即使是亲戚朋友送的二手衣，拿回家后也需要认真地清洗干净，并进行消毒。以下为具体操作方法：

（1）手洗彻底清洁。将衣服用温水浸泡30分钟，然后使用儿童专用洗衣液手洗。如果衣服上有久留的污渍，用小苏打粉调成浓度高一点的膏状，直接涂在有污渍的地方，静置一个晚上，第二天再清洗时，脏污就会大大改善。

（2）清水反复漂洗。洗净污渍，只是完成了洗涤程序的1/3，而接下来的漂洗绝对是重头戏，要用清水反复过水洗两三遍，直到水清为止。否则，残留在衣物上的洗涤剂或肥皂对宝宝的危害，绝不亚于衣物上的污垢。

（3）阳光下晾晒消毒。宝宝的二手衣漂洗干净后，最好选择用晒太阳的办法除菌。因为阳光是天然的杀菌消毒剂、没有副作用，还不用花钱。如果碰到阴天，可以在晾到半干时，用电熨斗熨一下，熨斗的高温同样也能起到除菌和消毒的作用。

宝宝晚上睡觉可以开灯吗

很多家长害怕宝宝夜里醒来怕黑，就会给他开床头灯，但这么做有害。因为灯光不仅会影响宝宝的睡眠质量，而且会影响宝宝的视力发育。研究发现，睡觉时开灯容易受人造光线干扰，进而会降低人体降黑素的水平，患癌症的可能性比平常人要大。另外如果在夜间留灯，会让宝宝表现得躁动不安、情绪不宁，以致难以成眠。同时，让宝宝长久地在灯光下睡觉，会影响网状激活系统，使宝宝每次睡眠的时间缩短，睡眠深度变浅而容易惊醒。熄灯睡眠的意义在于使眼球和睫状肌获得充分的休息，长期暴露在灯光下睡觉，光线对眼睛的刺激会持续不断，眼球和睫状肌便不能得到充分的休息。这对于婴幼儿来说，极易造成视网膜的损害，影响其视力的正常发育。

为什么提倡宝宝睡觉用睡袋

宝宝每天除了吃奶的时间，其他大部分的时间都是在睡梦中度过的，只是看着宝宝一天到晚地睡，也是一件不让人省心的事情。虽然这时的宝宝还不会翻身，小脑袋也不会转动，但小手小脚没有一刻停歇，一不留神，盖在宝宝身上的被子就不知道被蹬到了哪里，很容易造成宝宝着凉感冒。

若是给宝宝准备睡袋，可以让宝宝从传统的蜡烛包式的捆绑中解脱出来，在一个舒适、宽松的空间里随意活动四肢，不受襁褓的约束，同时也大大降低了受凉的概率，父母再不用操心替宝宝盖被子，保证了自己充分的睡眠和休息。

给宝宝拍照能用闪光灯吗

在这里要强调：严禁在给宝宝拍照时使用闪光灯。因为宝宝刚出生没多久，视网膜受到较强光线的刺激时，不能像成年人一样自行调节，而且在黑暗情况下，大人在面对闪光灯时眼睛也会极度的不自在，何况是脆弱敏感的宝宝呢？如果强行给宝宝使用闪光灯，可能迫使视网膜神经细胞发生变化，引起眼底及角膜烧伤，从而损伤宝宝的视网膜，引起视力障碍甚至失明。因此，我们建议给6个月以下的宝宝拍照严禁使用闪光灯，可以选择白天光线好的时候拍照。在宝宝长到3岁的时候，眼睛基本发育成熟，为了照片效果，就可以用闪光灯了。

如何预防新生儿肺炎

宝宝如果刚一出生就有肺炎，多数是因为在分娩过程中或者产前引起的。其实新生儿肺炎是可以预防的。在怀孕期间，准妈妈就要开始防止胎儿发生宫内缺氧的情况发生，要定时到医院做产前检查，尤其是到了怀孕末期，定时的产检可以及时发现胎儿在宫内缺氧的问题。如果发现孕妇出现了胎位不正、妊娠高血压疾病、脐带缠绕、受压、过期妊娠等问题，都可能引起胎儿宫内缺氧，准妈妈要配合产科医生采取相应的治疗措施，尽量减少吸入性肺炎的发生。

如何避免宝宝泌尿感染

泌尿系感染又称尿路感染，是由于细菌侵入尿路而引起的。事实上，泌尿系感染是小孩的常见病，孩子发生泌尿道感染的概率不低。其实这主要是因为婴儿的生理解剖因素和环境因素所决定的。婴儿经常使用尿布或穿开裆裤，尿道口常受粪便和其他不洁物的污染，大肠杆菌、变形杆菌及金色葡萄球菌等多种病菌就堆积在尿道口周围，沿尿道上行至膀胱，造成膀胱感染或肾盂感染。再加上婴幼儿自身免疫力较低，防御能力差，不仅易引起上行感染，还可能由于易患上呼吸道感染、肺炎、菌血症等而导致下行感染尿道，下面介绍几种可以预防宝宝泌尿感染的方法以供参考：

1.保持外阴部的清洁。由于女宝宝的阴道靠近肛门位置，在大小便后应用干净的卫生纸从前向后擦拭，或者是用清水从前向后清洗会阴和臀部，以免脏物或脏水污染尿道口，并及时更换尿布，所用尿布必须干净清洁。注意给宝宝洗澡时尽量选用淋浴的方式，清洁时用的盆要专人专用。

2.注意脏尿布应该使用专用盆来清洗干净，然后再用热水烫一遍再拿出去晾干，最好选择阳光充足的地方悬挂晾晒。

怎么给宝宝喂药

因为不管中药还是西药，都带有苦味和其他怪味，孩子都不愿意喝，父母经常为给宝宝吃药的事情伤透脑筋，给宝宝喂药时家长要注意方法。

1.选用好的、易为孩子接受的剂型。宝宝服药以液体剂型为佳，如水剂、乳剂等。如系片剂、丸剂，则需研磨成末；如系胶囊，则需去掉胶囊，倒出其内容，再混在糖水中喂服。

2.味苦的药可和白糖混在一起。给宝宝喂服后，再喂服糖水，冲干净粘在嘴中的药末。

3.如必须强制喂服时，要采用巧妙的方法：用拇指和食指紧按宝宝的双颊，使口张开，迅速把盛药小匙放进口中，匙端抵舌后部，将药倒出，宝宝会做吞咽动作，把药吞下。

宝宝有哪些先天反射活动

宝宝出生后主要以一些先天性反射活动来适应周围环境，这是新生宝宝所特有的，可以反映出宝宝身体的健康程度。

吮吸反射

当妈妈把乳头或是手指放到新生宝宝的口中时，宝宝会下意识地吸吮。吮吸反射和寻乳反射为配套的反射反应，主要是使宝宝能顺利地摄取到营养物质。

觅食反射

觅食反射主要表现是宝宝下意识地转头至受刺激侧，并张口寻找乳房，这是宝宝出生后获得食物、养分、能量而必须具备的求生本能。

抓握反射

当妈妈把手指或是某些物品放在非常年幼的宝宝手中的时候，他会紧紧地抓住你的手或物体不放。另外当妈妈喂宝宝的时候，宝宝吸奶的同时，他的一只手会不由自主地张开、抓握、张开、握紧，如此循环，这也是一种先天反射，通过这样的运动，宝宝逐渐认识到自己的双手，并能够自主控制自己的双手。

先行性反射

先行性反射，也叫作非对称性紧张性颈反射，当孩子头扭向身体一侧的时候，比如说扭向身体的左侧，那么他们左侧的手臂就会自然打开，当头扭向右侧的时候，右边的手臂就会自然打开。借助这样的先天反射，孩子的肢体部位就可以无意识地移动。

推移反射

推移反射也叫及时反射，当你把宝宝放在床上或者是地面上，让他趴着，当肢体受到刺激的时候，孩子的双脚就会用力地踢，向后蹬踹地面或者是床，使身体移动。借助这样的先天反射，孩子就可以感受到向前移动是什么样的，可以认识自己的肢体部位。通过这样下意识地移动，孩子能够逐渐控制自己的肢体，从而使他的运动变成自主移动的运动。

惊跳反射

惊跳反射是指突然的刺激出现时，宝宝会因为受到惊吓造成类似将身体向外展开又迅速向内缩的反应，尤其是宝宝的双手表现最为明显，会出现先张开、后缩回的动作。